Kohlhammer

## Rat + Hilfe

Fundiertes Wissen für Betroffene, Eltern und Angehörige – Medizinische und psychologische Ratgeber bei Kohlhammer

Eine Übersicht aller lieferbaren und im Buchhandel angekündigten Ratgeber aus unserem Programm finden Sie unter:

https://shop.kohlhammer.de/rat+hilfe

### Die Autorinnen

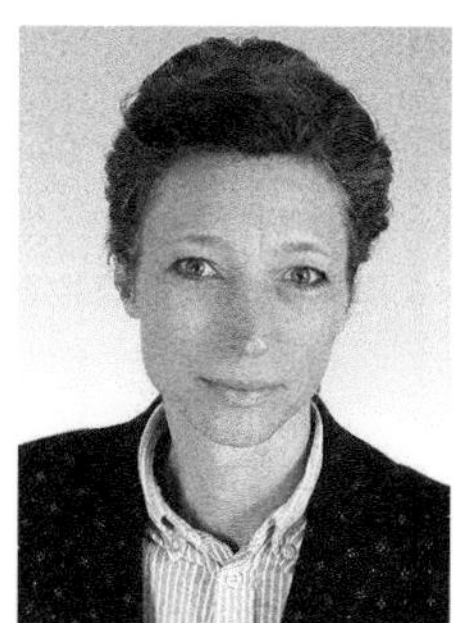

**Fanny Daume** ist Diätassistentin (B. Sc. Diätetik, Adipositasberaterin DAG/DDG, Diabetesassistentin DDG, zertifiziert VDD) am Interdisziplinären Zentrum für Diätetik und Ernährungsmedizin (IZDE), Universitätsklinikum München.

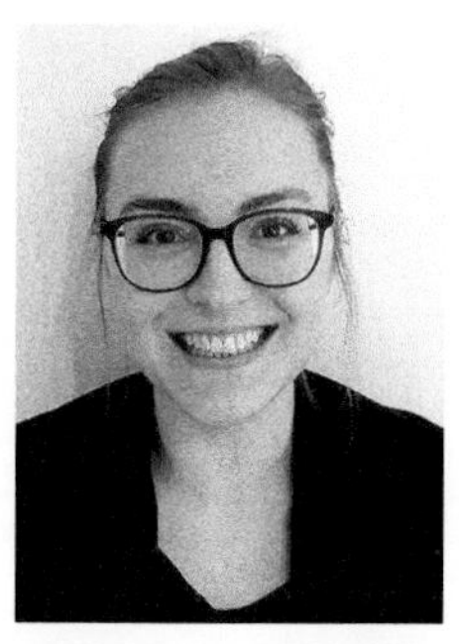

**Janina Runkel** ist Logopädin (B. Sc. Logopädie) im Agaplesion Diakonieklinikum Rotenburg (Wümme) und FEES-Ausbilderin.

Fanny Daume
Janina Runkel

# Ernährung bei Schluckstörungen

Eine Sammlung von Rezepten, die das Schlucken erleichtern

9., erweiterte und überarbeitete Auflage

Verlag W. Kohlhammer

Pharmakologische Daten verändern sich ständig. Verlag und Autoren tragen dafür Sorge, dass alle gemachten Angaben dem derzeitigen Wissensstand entsprechen. Eine Haftung hierfür kann jedoch nicht übernommen werden. Es empfiehlt sich, die Angaben anhand des Beipackzettels und der entsprechenden Fachinformationen zu überprüfen. Aufgrund der Auswahl häufig angewendeter Arzneimittel besteht kein Anspruch auf Vollständigkeit.

Die Wiedergabe von Warenbezeichnungen, Handelsnamen und sonstigen Kennzeichen berechtigt nicht zu der Annahme, dass diese frei benutzt werden dürfen. Vielmehr kann es sich auch dann um eingetragene Warenzeichen oder sonstige geschützte Kennzeichen handeln, wenn sie nicht eigens als solche gekennzeichnet sind.

Es konnten nicht alle Rechtsinhaber von Abbildungen ermittelt werden. Sollte dem Verlag gegenüber der Nachweis der Rechtsinhaberschaft geführt werden, wird das branchenübliche Honorar nachträglich gezahlt.

Dieses Werk enthält Hinweise/Links zu externen Websites Dritter, auf deren Inhalt der Verlag keinen Einfluss hat und die der Haftung der jeweiligen Seitenanbieter oder -betreiber unterliegen. Zum Zeitpunkt der Verlinkung wurden die externen Websites auf mögliche Rechtsverstöße überprüft und dabei keine Rechtsverletzung festgestellt. Ohne konkrete Hinweise auf eine solche Rechtsverletzung ist eine permanente inhaltliche Kontrolle der verlinkten Seiten nicht zumutbar. Sollten jedoch Rechtsverletzungen bekannt werden, werden die betroffenen externen Links soweit möglich unverzüglich entfernt.

Umschlagabbildung: digidreamgrafix – stock.adobe.com

9., erweiterte und überarbeitete Auflage 2026


Gesamtherstellung: W. Kohlhammer GmbH, Heßbrühlstr. 69, 70565 Stuttgart
produktsicherheit@kohlhammer.de

Print:
ISBN 978-3-17-045387-6

E-Book-Formate:
pdf: ISBN 978-3-17-045388-3
epub: ISBN 978-3-17-045389-0

# Inhalt

## II Ernährungstherapie



## III Nützliche Hinweise für die Koch- und Küchenpraxis

## IV Rezeptsammlung

# Übersicht über das elektronische Zusatzmaterial

Den Weblink, unter dem die Zusatzmaterialien zum Download verfügbar sind, finden Sie unter ▶ Teil V Anhang am Ende dieses Buches.

- Zusatzmaterial 1: Ernährungstagebuch

# Vorwort zur 9. Auflage

Schluckstörungen treten gehäuft bei Patienten mit neurologischen Erkrankungen wie Schlaganfällen oder neuromuskulären Erkrankungen wie der Amyotrophen Lateralsklerose (ALS) auf. Ebenso können Menschen mit Tumoren im Mund- und Halsbereich von ausgeprägten Schluckbeschwerden betroffen sein. Für diese Menschen wird das Essen zu einem großen Problem, da anstelle des Essvergnügens Beschwerden und Unwohlsein auftreten. Bereits in der frühen Phase können Betroffene beim Essen Schwierigkeiten haben, zum Beispiel beim Trinken von Wasser oder beim Verzehr von Lebensmitteln wie Nüssen, Popcorn oder Vollkornbrot. Dabei besteht die Gefahr, sich zu verschlucken oder sogar einen Erstickungsanfall zu erleiden. Mit fortschreitender Erkrankung wird es dann zunehmend schwieriger, auch andere Lebensmittel zu sich zu nehmen. Das Kauen und Schlucken kostet viel Kraft, sodass das Essen nicht mehr Spaß macht, sondern zur Belastung wird. Zeitgleich erhöht sich der Aufwand bei der Essenszubereitung und für die Betreuungspersonen wird es immer schwieriger, schmackhafte und ansprechende Gerichte zuzubereiten. Das Fortschreiten der Schluckstörungen beeinträchtigt die Nahrungsaufnahme erheblich, was das Risiko für Gewichtsabnahme und Mangelernährung zusätzlich erhöht. Daher sind eine frühzeitige Erkennung und gezielte Interventionen entscheidend, um die Ernährungssituation der Betroffenen zu verbessern und ihre Lebensqualität zu erhalten.

Die Rezeptsammlung enthält sowohl bewährte Klassiker als auch innovative Neuheiten. Besonders hervorzuheben ist die Einteilung der Rezepte nach den Konsistenzstufen der International Dysphagia Diet Standardisation Initiative (IDDSI), die eine einfache und sichere Auswahl der Gerichte ermöglicht.

Bei rechtzeitiger Anpassung der Ernährung – sowohl bei den Rezepten als auch bei den Hilfsmitteln – kann trotz eingeschränkter Kau- und Schluckbeschwerden eine adäquate Nährstoff- und Flüssigkeitszufuhr erfolgen. Gezielte Ernährungsmaßnahmen werden vorgestellt, die dabei helfen, einer Mangelernährung vorzubeugen und die Lebensqualität zu verbessern. Dieses Werk zielt darauf ab, die Freude am Essen zurückzubringen und gleichzeitig die Sicherheit beim Schlucken zu gewährleisten. Es lädt dazu ein, neue Geschmackserlebnisse zu entdecken und eine abwechslungsreiche Ernährung zu genießen, auch wenn das Schlucken eine Herausforderung darstellt.

Dieses Buch liegt nun in der 9. Auflage vor, und wird zum vierten Mal vom W. Kohlhammer Verlag herausgegeben. Die 8. Auflage wurde von Dorothee Nißle, Ingeborg Maria Husemeyer und Gian Domenico Borasio herausgegeben. Wir danken ihnen für ihre Arbeit, die diese 9. Auflage maßgeblich beeinflusst hat. Die positive Resonanz der ersten Auflagen hat uns ermutigt, und wir hoffen, dass auch diese Auflage möglichst vielen Patienten zu einer abwechslungsreichen, schmackhaften und leicht zu schluckenden Diät verhelfen möge. Ebenso möchten wir uns beim Verlag, insbesondere bei Frau Brutler und Frau Flügel, herzlich für die gute Zusammenarbeit bedanken. Die Erträge aus diesem Buch kommen der Deutschen Gesellschaft für Muskelkranke, Freiburg i. Br., zugute.

Über Kommentare, Verbesserungsvorschläge und neue Rezepte würden wir uns sehr freuen. Wir wünschen Ihnen viel Spaß am Zubereiten und Speisen!

München, im Frühjahr 2026

*Fanny Daume und Janina Runkel*

# I Einführung

# 1 Nahrungs- und Flüssigkeitskonsistenzen nach IDDSI

Die IDDSI (International Dysphagia Diet Standardisation Initiative) bietet eine allgemeine Struktur zur Beschreibung der Textur, Konsistenz und Fließgeschwindigkeit von Lebensmitteln und Getränken. Sie umfasst insgesamt 8 Stufen: Die Stufen 0 bis 4 definieren die Konsistenz von Flüssigkeiten und die Stufen 3 bis 7 die Konsistenz von Speisen (siehe ► Abb. 1.1).

Therapeuten und Ärzte[1] haben nach einer Schluckprüfung die Möglichkeit, bestimmte Stufen von Flüssigkeiten oder Kostformen zu empfehlen. Diese Empfehlungen helfen den Patienten und ihren Angehörigen, eine sichere Ernährung zu gewährleisten, ohne das Risiko des Verschluckens einzugehen. Sowohl im häuslichen Umfeld als auch in Pflegeeinrichtungen sind solche Einschätzungen besonders wertvoll für Betroffene.

1 Zugunsten einer lesefreundlichen Darstellung wird in der Regel die neutrale bzw. männliche Form verwendet. Diese gilt für alle Geschlechtsformen (weiblich, männlich, divers).

## 1.1 Konsistenzstufen von Getränken/Flüssigkeiten (Stufe 0–4)

**Tab. 1.1:** Getränke und Flüssigkeiten

| Stufe | Merkmale |
|---|---|
| Stufe 0: dünnflüssig | • Fließt wie Wasser<br>• Hohe Fließgeschwindigkeit |
| Stufe 1: leicht dickflüssig | • Dicker als Wasser<br>• Verlangt ein wenig mehr Anstrengung als das Trinken von wässrigen Flüssigkeiten |
| Stufe 2: mäßig dickflüssig *(nektardick)* | • Fließt schnell von einem Löffel<br>• Trinkbar, aber langsamer als dünnflüssige Flüssigkeiten/Getränke<br>• Erfordert geringe Anstrengung beim Trinken mit einem Trinkhalm |
| Stufe 3: stark dickflüssig *(honigdick)* | • Kann aus einer Tasse getrunken werden<br>• Nur mit einiger Anstrengung durch einen großen Trinkhalm trinkbar<br>• Kann nicht auf einem Teller verarbeitet, geschichtet oder geformt werden; behält die Form nicht<br>• Kann nicht mit einer Gabel gegessen werden, tropft langsam durch die Zinken einer Gabel<br>• Kann mit einem Löffel gegessen werden<br>• Orale Zerkleinerung oder Kauen nicht erforderlich, kann direkt geschluckt werden<br>• Glatte Textur ohne »Stückchen« (Klümpchen, Fasern, Schalenstücke oder Haut, Schale, Knorpel- oder Knochenstücke) |
| Stufe 4: extrem dickflüssig *(puddingdick)* | • Nur schwer aus einer Tasse trinkbar<br>• Nicht geeignet für das Trinken durch einen Trinkhalm, Schnabel- oder Saugaufsatz<br>• Kann mit einem Löffel gegessen werden<br>• Formstabil, kann geschichtet/geformt werden<br>• Muss eine glatte Textur ohne Stückchen oder Klumpen haben, dürfen nicht klebrig sein |

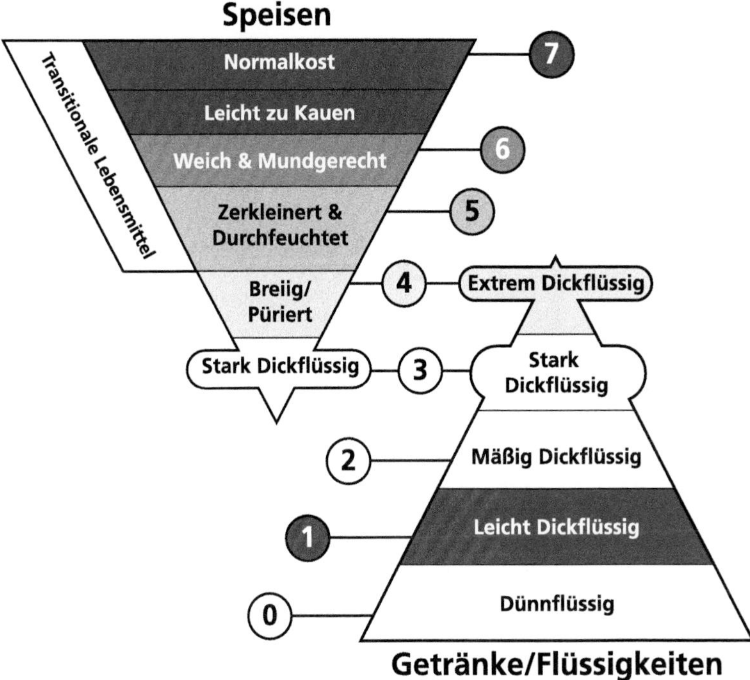


**Abb. 1.1:** IDDSI (© The International Dysphagia Diet Standardisation Initiative 2019, https://iddsi.org/framework, lizenziert unter der CreativeCommons Attribution Sharealike 4.0 License, https://creativecommons.org/licenses/by-sa/4.0/legalcode, übersetzt von den Autorinnen)

## 1.2 Konsistenzstufen von Speisen (Stufe 3–7)

**Tab. 1.2:** Speisen

| | |
|---|---|
| Stufe 3: stark dickflüssig | • Aus einer Tasse trinkbar<br>• Das Trinken durch einen Trinkhalm, Schnabel- oder Saugaufsatz ist nur mit großer Anstrengung möglich<br>• Nicht formstabil, vom Löffel oder durch die Zinken einer Gabel fließend<br>• Glatte Textur, ohne Stückchen oder Partikel |
| Stufe 4: breiig/püriert | • Fällt in einem Stück von einem gekippten Löffel<br>• Normalerweise mit einem Löffel und Gabel zu essen<br>• Kann nicht aus Becher/Tasse getrunken werden<br>• Kann nicht durch einen Trinkhalm gesaugt werden<br>• Muss nicht gekaut werden<br>• Kann verarbeitet, geschichtet oder geformt werden<br>• Bleibt formstabil<br>• Keine Klümpchen, nicht klebrig<br>• Flüssigkeitsanteil der Speise sollte sich nicht separieren |
| Stufe 5: zerkleinert und durchfeuchtet | • Kann mit Löffel oder Gabel gegessen werden<br>• Kann bei sehr guter Feinmotorik mit Essstäbchen gegessen werden<br>• Kann mit dem Schöpflöffel entnommen und auf dem Teller geformt werden (z. B. in eine rundliche Form)<br>• Weich und feucht ohne Separation von Flüssigkeit/ Eigensaft<br>• Kleine Partikel sind sichtbar<br>• Partikel lassen sich leicht mit der Zunge zerdrücken |
| Stufe 6: weich und mundgerecht | • Kann mit einer Gabel gegessen werden<br>• Kann mit Gabel, Löffel oder Essstäbchen zerdrückt oder zerteilt werden<br>• Zum Zerteilen ist kein Messer erforderlich, kann aber als Hilfe beim Aufladen des Speisehappens auf Gabel oder Löffel benutzt werden<br>• Muss vor dem Schlucken gekaut werden<br>• Weich, zart und feucht ohne Absetzen von Flüssigkeit |

**Tab. 1.2:** Speisen – Fortsetzung

| | |
|---|---|
| Stufe 7:<br>Leicht zu Kauen | • Normale alltägliche Lebensmittel von weicher und zarter Konsistenz<br>• Lebensmittel können verschiedene Größen aufweisen, keine Beschränkung<br>• Speisen enthalten keine harten, zähen, faserigen, fadenförmigen, knusprigen oder bröckeligen Teile, keine Kerne, Samen, faserige Teile von Früchten, Schalen oder Knochen<br>• »Gemischte Konsistenzen« aus Lebensmitteln und Flüssigkeiten sind möglich |
| Stufe 7:<br>Normale Kost/Vollkost | • Normale alltägliche Lebensmittel verschiedener Konsistenzen, die entwicklungs- und altersgerecht sind |

## 1.3 Nahrungskonsistenzen, die ein Erstickungsrisiko darstellen

- **Harte oder trockene Texturen**
  Beispiele: Nüsse, rohe Karotten, Krusten, hartes, knuspriges Gebäck, Brötchen
- **Faserige oder harte Texturen**
  Beispiele: Steak, Ananas
- **Zähe Texturen**
  Beispiele: Kaubonbons, Marshmallows, Kaugummi, Käsestücke, klebriges Kartoffelpüree
- **Knusprige Texturen**
  Beispiele: Brotkrusten, knuspriger Speck, trockene Zerealien, Käsekruste bei Überbackenem
- **Knackige Texturen**
  Beispiele: rohe Karotten, roher Apfel, Popcorn

- **Scharfkantige/stachelige Texturen**
  Beispiel: Mais-Tortillas (Tacos), Knäckebrot
- **Krümelige Texturen**
  Beispiele: krümelige, trockene Kuchen, trockene Kekse oder Scones
- **Nüsse, Kerne, Samen und die weißen Anteile von Zitrusfrüchten**
  Beispiele: jegliche Nüsse in ganzer Form, Apfel-, Kürbis-, Sonnenblumenkerne, weiße Haut von Orange, Mandarine, Pomelo, Grapefruit
- **Häute, Schalen oder äußere Schalen**
  Beispiele: Erbsenschalen, Traubenschalen, Kleie, Flohsamen
- **Knochen oder Knorpel**
  Beispiele: Hühnerknochen, Fischgräten
- **Runde oder längliche Lebensmittel**
  Beispiele: Würste, Trauben, Erdnüsse
- **Klebrige oder gummiartige Texturen**
  Beispiele: Nussbutter, verkochte Haferflocken, essbare Gelatine, Konjak mit Gelee, klebriger Reis, Süßigkeiten
- **Fadenziehende Texturen**
  Beispiele: grüne Bohnen, Rhabarber, Spargel
- **Gemischte, fest-flüssige Texturen**
  Beispiele: Suppe/Brühe mit Einlage oder Lebensmittelstücken, Zerealienstückchen in Milch, Joghurt mit Obststückchen, Bubble Tea
- **Komplexe Lebensmitteltexturen**
  Beispiele: Hamburger, Hot Dog, Sandwich, Döner, Fleischbällchen, Pizza
- **Floppy-Texturen**
  Beispiele: Salat, dünne Gurkenscheiben, Blattspinat
- **Saftige Lebensmitteltexturen, bei denen sich der Saft beim Kauen vom Lebensmittel trennt**
  Beispiel: Wassermelone
- **Durch Kochen oder Erhitzen gebildete Häute oder Krusten**
  Beispiele: Haut bei Pudding, Milchbrei, heißer Milch oder Soßen und Suppen

# 2 Schluckstörung/Dysphagie

Schluckstörungen können in jedem Alter und durch viele unterschiedliche Erkrankungen oder Ereignisse entstehen. Eine Dysphagie, das Fachwort für die Schluckstörung, umfasst ganz viele Bereiche und soll hier näher erläutert werden.

Eine Art von Schluckstörungen sind die sog. neurogenen Dysphagien. Diese bezeichnen Schluckstörungen, die durch Erkrankungen des ZNS (Zentralnervensystem), des PNS (Peripheres Nervensystem), der neuromuskulären Übertragung oder der Muskulatur verursacht werden. Je nachdem, wo genau die Schluckstörung entsteht, zeigen sich sehr unterschiedliche Störungsbilder oder Einschränkungen. Dysphagien gehören zu den häufigsten und zugleich gefährlichsten Symptomen vieler neurologischer Erkrankungen. Eine Schluckstörung findet sich initial bei mindestens 50% aller Patienten mit ischämischem oder hämorrhagischem Schlaganfall.

Aber auch Patienten mit Zustand nach einem Hals- oder Zungentumor können Schluckstörungen zeigen.

Um zu verstehen, wie vielseitig das Schlucken betroffen sein kann, zeigt dieses Kapitel zunächst, was alles zum Schluckakt dazugehört.

Bei dem Verdacht auf eine Schluckstörung gehen Sie bitte zu einem HNO-Arzt oder Neurologen. Hier kann weiterführende Diagnostik wie eine klinische Schluckuntersuchung durch Logopäden und auch eine apparative Diagnostik wie eine FEES (Fiberendoskopische Evaluation des Schluckaktes) durchgeführt oder verordnet werden. Weitere Diagnostikmöglichkeiten werden hier nicht aufgezählt. Es ist wichtig, die richtige Diagnose zu finden. um die beste Hilfestellung und Therapie zu finden, um die Schluckstörung zu therapieren, hierunter zählen auch kompensatorische oder adaptive Verfahren, wie z. B. das Andicken von Getränken oder Veränderung von Konsistenzen.

## 2.1 Das physiologische Schlucken

Es gibt 5 Schluckphasen, die je nach Erkrankung und Störungsbild unterschiedlich betroffen sein können. In jeder Phase kann das Schlucken anfällig sein. Je nach gestörter Phase ist es dann ratsam, bestimmte Haltungsänderungen, Textur oder Konsistenzänderungen vorzunehmen. Dies sollte immer im Rahmen einer ärztlichen und/oder logopädischen Diagnostik erfolgen. Zudem ist es oft sinnvoll, bestimmte Techniken in einer Therapie zunächst zu üben.

## 2.2 Präorale Phase

In dieser Phase erfolgt die Vorbereitung auf die Nahrungsaufnahme, z. B. das Erreichen der aufrechten Sitzposition, Riechen und Sehen des Essens, Auslösung von Appetit und darauffolgend auch von Hunger- und Durstgefühl, vermehrte Speichelproduktion und Ankurbelung der Magensäureproduktion.

## 2.3 Orale Vorbereitungsphase

Unter dieser Phase versteht sich die Abnahme der Kost von Löffel oder Gabel mithilfe der Lippen, Platzierung der Speise in der Mundhöhle, falls nötig kauen fester Nahrungsbestandteile zu einem breiförmigen Speisebrei. Wangen, Zunge, Lippen und der Gaumen müssen zusammen funktionieren.

## 2.4 Orale Phase

Die orale Phase wird auch die orale Transportphase genannt, hier erfolgt der Transport des Bolus/Speisebreis mithilfe der Zunge aus der Mundhöhle in den Rachen, dabei drückt der Zungenkörper gegen den harten Gaumen. Der Bolus wird Richtung Pharynx gebracht. Hier endet die Phase mit der Auslösung des eigentlichen Schluckaktes/Schluckreflexes.

## 2.5 Pharyngeale Phase

In der pharyngealen Phase erfolgt der Transport des Bolus durch den Rachen bis zum Speiseröhreneingang; dabei bleibt die Hinterzunge nach hinten oben platziert und die Rachenmuskulatur drückt den Bolus in Richtung Speiseröhreneingang; Wichtig in dieser Phase ist, dass der Kehlkopf und damit der Eingang zur Luftröhre durch den Kehldeckel, die Stimmlippen und Taschenfalten geschlossen ist und der gesamte Kehlkopfeingang sich verengt. Der Kehlkopf bewegt sich nach oben und vorne, dadurch erfolgt die Öffnung der Speiseröhre. Hier kann es durch die Kreuzung von Luft und Speiseweg zu dem Verschlucken kommen.

## 2.6 Ösophageale Phase

In der ösophagealen Phase befindet sich der Bolus bereits in der Speiseröhre und wird Richtung Magen mittels peristaltischer Bewegungen bewegt.

**Info**

Auf die präorale Phase, die orale Vorbereitungsphase und die orale Phase können wir Einfluss nehmen. Ab dem Moment des Schluckaktes, also der pharyngealen Phase, können wir *nicht* mehr eingreifen.

# 3 Schluckstörungen erkennen und bewältigen

## 3.1 Symptome von Schluckstörungen

Die Symptome von Schluckstörungen können sehr vielfältig sein, da in den verschiedenen Phasen unterschiedliche Anzeichen auftreten können. Zudem variieren die Symptome je nach Art und Schwere der zugrunde liegenden Erkrankung. Im Folgenden finden Sie einige Beispiele für Symptome sowie Hinweise, die darauf hindeuten können, dass eine Schluckstörung abgeklärt werden sollte.

Sollten sie folgende Aussagen mit »Ja« beantworten, könnte es sich um mögliche Hinweise auf eine Schluckstörung handeln:

- Sie haben in den letzten Wochen/Monaten an Gewicht verloren.
- Sie zeigen Inappetenz oder verminderte Nahrungsaufnahme.
- Sie müssen nach oder während des Essens oder Trinkens immer räuspern/husten.
- Sie zeigen Erstickungsanfälle mit oder ohne Luftnot.
- Sie haben eine Sprechstörung oder Schwierigkeiten beim Sprechen.
- Ihre Zunge bewegt sich nicht in alle Richtungen.
- Sie beißen sich vermehrt auf die Zunge/Wange.
- Sie haben eine Trachealkanüle.

Diese Liste an möglichen Symptomen einer Schluckstörung ist nicht vollständig. Bei einem Verdacht, gehen Sie bitte zu einem Arzt oder ins Krankenhaus.

## 3.2 Schluck-Techniken

Beispielhaft sind hier einige Schlucktechniken aufgezählt. Die Idee ist der sichere Transport der Nahrung und des Trinkens Richtung Speiseröhre. Das Aneignen der Technik sollte stets unter Supervision eines Arztes oder Therapeuten stattfinden. Danach kann eine Technik auch zu Hause angewandt werden.

- **Chin Tuck**
  Nach dem Kauen und vor dem Schluckakt den Kopf nach vorne strecken, sodass eine Art Giraffenhals entsteht und dann leicht Richtung Brustkorb senken, die Spalträume werden verkleinert. Jetzt abschlucken.
- **Supraglottisches Schlucken**
  Kopf nach vorne unten, also Richtung Brustkorb neigen, dadurch kann die Nahrung nicht vorzeitig in den Rachen gelangen. Atem anhalten, dadurch werden die Stimmbänder geschlossen und so die Atemwege geschützt. Schlucken und sofort husten oder sich räuspern; das trägt dazu bei, die Luftröhre freizuhalten, eventuell nochmal schlucken.
- **Gegendruck-Technik/Effortful Swallowing**
  Genau im Moment des tatsächlichen Schluckvorgangs (und nur dann) drücken Sie gegen eine Oberfläche oder gegen eines Ihrer Beine. (Sie verwenden dann Ihre äußeren Nackenmuskeln, um die innere Halsmuskulatur beim Schluckvorgang zu unterstützen.)
- **Mendelson-Manöver**
  Nach dem Kauen halten Sie den »Bolus« (also die feste oder flüssige Nahrung) einige Augenblicke auf dem mittleren Teil Ihrer Zunge, bis Sie zum Schlucken bereit sind. Denken Sie »Schlucken!«, das hilft den Muskeln, »bereit« zu sein.
- **Verbildlichung**
  Während des Schluckvorgangs schließen sich Ihre Stimmbänder, um das Eindringen von Nahrung und Flüssigkeit in die Luftröhre zu verhindern. Falls die Muskeln geschwächt sind, kann es passieren, dass sich die Stimmbänder öffnen und dadurch Verschlucken verursachen. Ma-

chen Sie sich ein »geistiges Bild« davon, wie sich die Stimmbänder schließen und drücken Sie diese beim Schluckvorgang zu.

**Info**

Diese Schlucktechniken sind erste Hilfestellungen. Die Therapie einer Schluckstörung sollte immer von einem Fachtherapeuten/Logopäden erfolgen, welcher sich sehr gut mit dem Thema Schluckstörung auskennt.

Nach der Diagnosestellung einer Dysphagie/Schluckstörung kann ein logopädisches Rezept ausgestellt und die Therapie in einer ambulanten Praxis durchgeführt werden. In einzelnen Fällen ist eine spezielle Reha notwendig. Dies sollte mit dem behandelnden Arzt abgesprochen werden.

# II Ernährungstherapie

# 4 Allgemeine Tipps für das Essen und Trinken

## 4.1 Gesunde Ernährung

Um den Körper optimal mit allen lebensnotwendigen Nährstoffen zu versorgen, sollte unabhängig von der Nahrungstextur, die Basisernährung im Rahmen einer ausgewogenen, abwechslungsreichen Mischkost durchgeführt werden. Die nachfolgenden Nahrungsmittelempfehlungen gewährleisten bestmöglich eine bedarfsgerechte Zufuhr.

**Tab. 4.1:** Orientierungswerte für die Nahrungsmittelauswahl nach DGE (Deutsche Gesellschaft für Ernährung)

| Nahrungsmittelgruppen | Portionen | entspricht folgenden Einzelportionen |
|---|---|---|
| Obst und Gemüse | 5 × täglich | 110 g Obst oder Gemüse |
| Säfte | 2 × wöchentlich | 200 ml |
| Nüsse und Samen | 1 × täglich | 25 g |
| Hülsenfrüchte | 1 × wöchentlich | 125 g (verzehrfertig) |
| Kartoffeln | 1 × wöchentlich | 250 g |
| Brot, Getreide, Nudeln davon ⅓ mind. Vollkorn | 5 × täglich | 60 g Brot, Getreideflocken<br>60 g Nudeln, Reis (roh) |
| Pflanzliche Öle | 1 × täglich | 10 g (entspricht einem Esslöffel) |

**Tab. 4.1:** Orientierungswerte für die Nahrungsmittelauswahl nach DGE (Deutsche Gesellschaft für Ernährung) – Fortsetzung

| Nahrungsmittelgruppen | Portionen | entspricht folgenden Einzelportionen |
|---|---|---|
| Butter und Margarine | 1 × täglich | 10 g (entspricht einem Esslöffel) |
| Milch und Milchprodukte | 2 × täglich | 250 ml Milch<br>150 g Joghurt oder Speisequark<br>30 g Käse |
| Fisch und Fleisch | 3 × wöchentlich | 120 g Fisch oder Fleisch |
| Wurst | 2 × wöchentlich | 30 g (entspricht zwei Scheiben Lyoner) |
| Ei | 1 × wöchentlich | 60 g (entspricht einem ganzes Ei) |

Wenn der tägliche Energieverbrauch zunimmt oder abnimmt, sollte die Menge der Lebensmittel entsprechend angepasst werden. Dabei ist das Verhältnis der verschiedenen Lebensmittelgruppen von Bedeutung.

## 4.2 Ausgewogene Mahlzeiten

Idealerweise besteht eine ausgewogene Mahlzeit aus *drei* Hauptkomponenten:

- **Frischeanteil = »Vitalmacher«**, reich an Vitaminen, Mineralstoffen und Ballaststoffen
  *Gemüse, Salat, Rohkost, Obst*
- **Eiweißkomponente = »Muskelmacher«**
  *Milch, Milchprodukte, Soja, Hülsenfrüchte, Fleisch, Fisch, Ei*

- **Kohlenhydrat-/Sättigungsbeilage = »Sattmacher«** (Hauptenergiequelle)
  *Kartoffel, Nudel, Reis, Spätzle, Knödel, Brot, Getreideflocken*

Diese Komponenten werden durch qualitativ hochwertige Fette (z. B. Öl, Nüsse, Kerne, Samen) sowie frische Kräuter und Gewürze ergänzt, um den Nährstoffgehalt zu maximieren und den Geschmack zu bereichern.

**Beispiele für ausgewogene Mahlzeiten**

- **Brot-Mahlzeit**
  Brot/Semmel
  optional Streichfett
  Belag (Wurst/Käse/Quark/Humus)
  kleiner Salat/Rohkost/Obst
- **Warme und kalte Hauptgerichte**
  Fleisch/Fisch/Ei/Tofu
  optional Soße
  Gemüse/Salat
  Kartoffel/Kartoffelpüree/Nudel/Reis/Risotto/Spätzle/Gnocchi
- **Müsli/Porridge**
  Joghurt/Quark/Milch/pflanzliche Milchalternative/Saft
  Frischobst
  Getreideflocken
  optional Nüsse/Nussmus/Kerne/Samen
- **Salat als Hauptmahlzeit**
  Salat/Gemüse nach Wahl
  Ei/Thunfisch/Käse/Tofu/Bohnen/Pilze
  optional Dressing
  Brot/Baguette/Nudeln/Quinoa/Bulgur

# 5 Ernährung bei Schluckstörung/Dysphagie

## 5.1 Nährstoffbezogene Empfehlungen

Oberstes Ziel bei der Ernährung bei Schluckstörung ist die Sicherstellung einer angepassten Energie-, Nährstoff- und Flüssigkeitszufuhr.

## 5.2 Mangelernährung

Oftmals führen Angst vor Aspiration oder Angst vor einer Blamage, sowie das ständige Beschäftigen mit dem Schluckvorgang und der Nahrungsaufnahme zu erheblichem Stress. In vielen Fällen vermeiden Betroffene Mahlzeiten ganz oder reduzieren ihre Nahrungsaufnahme, was nicht nur zu Gewichtsabnahme und Mangelernährung führen kann, sondern auch die Angst vor dem Essen weiter verstärkt.

Ein ungewollter Gewichtsverlust von mehr als 10% innerhalb von 3–6 Monaten sollte unbedingt ärztlich untersucht und durch logopädische und ernährungstherapeutische Maßnahmen therapiert werden. Regelmäßige Verlaufskontrollen zur Überprüfung des Ernährungsstatus sind dabei wichtig.

## 5.3 Ausreichende Energiezufuhr

### Allgemeine Tipps

- Wiegen Sie sich regelmäßig, um einen schnellen Gewichtsverlust vorzeitig zu erkennen und entgegenzuwirken.
- Achten Sie auf eine ausreichende Energiezufuhr. Je nach Grad der Erkrankung kann der Energiebedarf bis zu 30–35 kcal pro kg Körpergewicht betragen.
- Es ist ratsam, eine regelmäßig hohe Mahlzeitenfrequenz mit mindestens 5–6 Mahlzeiten pro Tag einzuhalten.
- Trinken Sie energiehaltige Getränke, wie Säfte, Smoothie, Shakes, Milch, Kakao.
- Bevorzugen Sie Lebensmittel mit einer hohen Energiedichte (> 250 kcal/100 g). Die Information zur Energiedichte eines Lebensmittels (kcal/100 g) finden Sie in der Regel in der Nährwerttabelle auf der Lebensmittelverpackung.
- Verwenden Sie großzügig Butter, Margarine oder Öl bei der Zubereitung von Speisen.
- Zur Kalorienanreicherung für bspw. Suppen, Soßen, Fleischgerichte, Gemüse und Desserts eignen sich besonders Vollfettprodukte, wie Schlagsahne, Sauerrahm, Crème fraîche, Crème double, Clotted Cream, Frischrahmkäse, Mascarpone oder Rahmquark.
- Zum Süßen können Zucker, Puderzucker, Vanillezucker oder Traubenzucker verwendet werden. Honig, Birnendicksaft (Birnenhonig), Agavendicksaft, Ahornsirup, Mais- und Reissirup eignen sich besonders zum Mixen.
- Verzichten Sie auf Süßstoffe, Light- oder Zero-Produkte.

### Instant-Kohlenhydratsupplement

Mit Instant-Kohlenhydratsupplementen erhöhen Sie die Energiezufuhr Ihrer Speisen und Getränke ohne zusätzliches Volumen und ohne Veränderung von Geruch, Geschmack, Farbe und Konsistenz. Das Kohlenhydratpulver auf Basis von Stärke (meist Maisstärke) lässt sich gut in kalte und warme Flüssigkeiten wie Wasser, Säfte, Smoothies, Suppen, Soßen sowie in Pürees und Desserts lösen.

Produktvarianten:

- MaltoCal[6] oder MaltoCal[19] *(metaX Institut für Diätetik GmbH)*
  Maltodextrin 6 *(Nutricia GmbH)*
  lovital Maltodextrin *(CuraProducts GmbH)*

## Trinknahrung

Trinknahrungen sind Lebensmittel für besondere medizinische Zwecke mit spezieller Zusammensetzung, welche bei fehlender oder eingeschränkter Fähigkeit zur ausreichenden normalen Ernährung eingesetzt werden.

Hochkalorische Trinknahrungen können dazu beitragen, den individuellen Energie- und Nährstoffbedarf zu decken

Die Auswahl und Dosierung richten sich nach dem aktuellen Ernährungszustand, den spezifischen Anforderungen aufgrund von Krankheiten sowie den individuellen Vorlieben. Zur Bestimmung des individuell passenden Produktes bitte Ihren Arzt oder Ihre Ernährungsfachkraft kontaktieren.

Zur Vermeidung einer vorzeitigen Sättigung, empfiehlt es sich, die Trinknahrung eher nach dem Essen zu genießen.

Langsames und schluckweises Trinken kann die Verträglichkeit verbessern.

Das Umfüllen der Trinknahrung in ein ansprechendes Glas kann die Akzeptanz erhöhen.

Angebrochene Trinknahrung im Kühlschrank verschlossen aufbewahren und innerhalb von 24 Stunden aufbrauchen.

## Protein- und energiereiche Trinknahrung[2]

Produktvarianten, flüssig, trinkfertig

- Nutricomp® Drink 2.0 kcal Fibre *(B.Braun Deutschland GmbH & Co. KG)*
  Nutricomp® Drink Plus *(B.Braun Deutschland GmbH & Co. KG)*
  Nutricomp® Drink Plus Fibre *(B.Braun Deutschland GmbH & Co. KG)*
  Nutricomp® Soup *(B.Braun Deutschland GmbH & Co. KG)*
- Resource® Energy *(Nestlé HealthCare Nutrition GmbH)*
  Resource® 2.0+Fibre) *(Nestlé HealthCare Nutrition GmbH)*
  Resource® Protein *(Nestlé HealthCare Nutrition GmbH)*
  Resource® ULTRA Fruit *(Nestlé HealthCare Nutrition GmbH)*
- Lovital Complete Energy 2.0 *(CuraProducts GmbH)*
  Lovital Complete Energy 2.0 fibre *(CuraProducts GmbH)*
- Fresubin® Dysphago Plus *(Fresenius Kabi Deutschland GmbH)*
  Fresubin® 2 kcal Drink *(Fresenius Kabi Deutschland GmbH)*
  Fresubin® 2 kcal Fibre Drink *(Fresenius Kabi Deutschland GmbH)*
  Fresubin® Protein Energy Drink *(Fresenius Kabi Deutschland GmbH)*
  Fresubin® Energy Drink *(Fresenius Kabi Deutschland GmbH)*
  Fresubin® Energy Fibre Drink *(Fresenius Kabi Deutschland GmbH)*
  Fresubin® PLANT-BASED Drink *(Fresenius Kabi Deutschland GmbH)*
- Fortimel® Compact Protein 2.4 fibre *(Nutricia GmbH)*
  Fortimel® Compact Fibre *(Nutricia GmbH)*
  Fortimel® Protein 2 kcal *(Nutricia GmbH)*
  Fortimel® 1,5 kcal *(Nutricia GmbH)*
  Fortimel® Multifibre 1,5 kcal *(Nutricia GmbH)*
  Fortimel® PlantBased Protein 2 kcal *(Nutricia GmbH)*
  Fortimel® Jucy Plus 1.5 kcal *(Nutricia GmbH)*

2 Der folgende Absatz basiert auf den offiziellen Firmenangaben (September 2024) und erhebt keinen Anspruch auf Vollständigkeit. Die Produkte können sich jederzeit ändern, sodass im Einzelfall die Beratung durch einen qualifizierten Diätassistenten oder eine Ernährungsfachkraft notwendig bleibt.

Produktvarianten, in Pulverform, zum Selbstanrühren

- Fresubin® Calshake POWDER *(Fresenius Kabi Deutschland GmbH)*
  Resource® COMPLETE *(Nestlé HealthCare Nutrition GmbH)*
  Fortimel Pulver *(Nutricia GmbH)*
  EnergeaP *(metaX Institut für Diätetik GmbH)*
  restoric® supportiv S Vegan *(vitasyn medical GmbH)*

Produktvarianten als Dessert zum Löffeln

- Fresubin® 2 kcal Créme *(Fresenius Kabi Deutschland GmbH)*
  Fresubin® Yocréme *(Fresenius Kabi Deutschland GmbH)*
  Fresubin® Dessert Fruit *(Fresenius Kabi Deutschland GmbH)*
  Resource® Dessert 2.0 *(Nestlé HealthCare Nutrition GmbH)*
  Nutilis Fruit *(Nutricia GmbH)*

**Vielfältige Anwendung von Trinknahrung**

- Entweder pur genossen als Zwischenmahlzeit, als Snack für unterwegs, als Spätmahlzeit vor dem Schlafengehen oder als kompletter Mahlzeitenersatz
- Leicht erwärmt für Getränke, wie bspw. Heiße Schokolade, Cappuccino
- Als Zutat für Porridges, süße Milchbreie, Joghurt- und Quarkdesserts
- Gekühlt als Milchshake
- Als Basis für selbstgemachtes Eis oder Sorbets
- Als Dessertsoße für klein geschnittene Früchte, Kompott oder Fruchtpüree
- Pikante Trinknahrungen als Grundlage für Suppen, Soßen, Pürees
- Neutrale Geschmacksvariante als Sahne- oder Milchersatz in Speisen/Getränke
- Untergemischt bei der Herstellung von Muffin-, Pfannkuchen- oder Waffelteige
- Zur Herstellung von Rührei oder Omelett

## 5.4 Ausreichende Eiweißzufuhr

Für eine bedarfsangepasste Eiweißzufuhr versuchen Sie bei jeder Hauptmahlzeit und jedem Snack eine Proteinquelle einzubauen.

Eine abwechslungsreiche Ernährung, die sowohl tierische als auch pflanzliche Eiweiße enthält, kann dazu beitragen, den Eiweißbedarf zu decken.

Empfehlenswerte tierische eiweißreiche Lebensmittel sind beispielsweise Fleisch (Hähnchen, Rind, Schwein, Lamm), Fisch (Lachs, Thunfisch, Makrele, Sardinen), Ei (besonders das Eiweiß), und Milchprodukte (Joghurt, Quark, Käse, Milch).

Empfehlenswerte pflanzliche eiweißreiche Lebensmittel sind beispielsweise Hülsenfrüchte (Linsen, Kichererbsen, Bohnen, Erbsen), Nüsse und Samen (Mandeln, Walnüsse, Chiasamen, Leinsamen, Hanfsamen), Vollkornprodukte (Quinoa, Hafer, Vollkornbrot, Buchweizen) und Sojaprodukte (Tofu, Tempeh, Sojadrink, Sojajoghurt).

Zur Steigerung der Gesamteiweißzufuhr kann ergänzend ein Eiweißpräparat eingesetzt werden. Produktvarianten:

- Adozan Eiweiß 100 *(ADOZAN DEUTCHLAND SanaCare Nutrition Aps)*
  AdPro 104 *(metaX Institut für Diätetik GmbH)*
  lovital Pro 8.5 Instant-Eiweißpulver *(CuraProducts GmbH)*
  PROSource® plus oder PROSource® Nocarb *(GLNP)*
  resource® instant protein *(Nestlé HealthCare Nutrition GmbH)*
  Fresubin Protein POWDER *(Fresenius Kabi Deutschland GmbH)*

**Eiweißbedarf**

Erwachsene bis 65 Jahre: 0,8 g Eiweiß pro kg Körpergewicht
Senioren ab 65 Jahre: 1 g Eiweiß pro kg Körpergewicht
Kranke: 1,2–1,5 g Eiweiß pro kg Körpergewicht

## 5.5 Ausreichende Flüssigkeitszufuhr

Zur Vermeidung einer Dehydratation (Austrocknung des Körpers) sind Strategien einer regelmäßigen Flüssigkeitszufuhr erforderlich, auch wenn kein Durstgefühl verspürt wird:

- Achten Sie auf die passende Flüssigkeitskonsistenz
- Zur Erinnerung stellen Sie sich einen Trinkwecker
- Variieren Sie zwischen verschiedenen Getränken
- Verteilen Sie Trinkgefäße auffallend und greifbar in Ihrer Nähe
- Verbinden Sie das Trinken mit festen Gewohnheiten
- Dokumentieren Sie sorgfältig die Trinkmenge

## 5.6 Konsistenz anpassen

Um eine sichere und genussvolle Ernährung zu gewährleisten, ist es entscheidend, dass eine Fachkraft der Logopädie die geeignete Konsistenzstufe von Lebensmitteln und Flüssigkeiten bei Schluckstörung bestimmt und regelmäßig anpasst.

Überlegen Sie welche Küchengeräte Ihnen am besten helfen können, die Konsistenz Ihrer Speisen bei Schluckstörungen anzupassen. Investieren Sie gegebenenfalls in geeignete Geräte, um Ihre Koch- und Essenszubereitung zu erleichtern. Als Basis eignen sich Geräte, wie:

- Schneebesen, Küchensieb, Mixer oder Pürierstab,
- hochwertiger Fleischwolf oder Kutter, besonders für Hauptgerichte mit Fleisch und Fisch.

Bei Fleisch ist es häufig im Privathaushalt besonders schwierig, faserfreie Gerichte zuzubereiten. Wenn *»Fasern oder kleine Stückchen«* beim Schlucken Probleme bereiten, ersetzen Sie alle frischen Fleischsorten durch

Fleischgläschen (Babykost) oder pürierte Fleischpalletts von Spezialanbietern (siehe ▶ Kap. 7.1).

Wenn Speisen/Getränke *»zu dickflüssig oder zu fest«* sind, mit passender Flüssigkeit (Wasser, Tee, Brühe, Saft, Milch, Buttermilch, Sahne, pflanzliche Milchalternativen, wie bspw. Soja-, Hafer-, Kokosdrink) strecken. Manchmal genügt es auch, die Speise nochmals kurz mit dem Pürierstab zu pürieren und mit etwas Butter/Öl/Sahne zu verfeinern.

Bei *»abgesetzter Flüssigkeit«* das Getränk oder die Speise vor dem Verzehr nochmals gut umrühren.

Zur *»Vermeidung von Hautbildung«* bei beispielsweise Pudding, Brei, Soße kann einfach nach der Zubereitung Fischhaltefolie mit direktem Kontakt auf das heiße Gargut gelegt werden, sodass sich darunter keine Luftblasen bilden. Vor dem Verzehr dann nochmals kurz umrühren.

Zum *»Andicken«* von Speisen/Getränke gibt es zahlreiche Möglichkeiten an Bindemittel aus der Küche, sowie speziell industriell hergestellte Instant-Verdickungsmittel bei Dysphagie. Halten Sie Instant-Verdickungsmittel stets vorrätig und griffbereit, um die erforderliche Konsistenz Ihrer Getränke und Speisen mühelos zu erreichen.

## Bindemittel aus der Küche

- Speisen einkochen (Topfdeckel beim Kochen weglassen)
- klassische Mehlschwitze aus Fett und Mehl, auch Einbrenne genannt
- in kalter Flüssigkeit (Wasser, Milch, Sahne) angerührte Speisestärke (Mais-/Kartoffelstärke), die langsam in die heiße Flüssigkeit eingerührt und nochmals aufgekocht wird
- Puddingpulver bei Frucht-, Milchspeisen
- Kartoffel- oder Haferflocken bspw. wenn der Eintopf zu dünn ist
- geriebene rohe oder gekochte Kartoffel
- gegartes Kartoffel- oder Gemüsepüree in Soßen oder Suppen
- Eigelb zum Legieren von Soßen und Cremes
- Gelatine
- Agar-Agar (pflanzliche Gelatine)
- Guarkernmehl für kalte Speisen
- Xanthan z. B. für Säfte, Suppen, Soßen, Dressings

### Spezielle Instant-Verdickungsmittel bei Schluckstörung

Andickungsmittel eignen sich zum Einrühren in kalte sowie heiße Getränke, Brühen, Suppen, Soßen, Smoothies, Mixgetränke, Breie, pürierte Speisenkomponenten, Trinknahrung. Bitte die Dosierempfehlungen der Hersteller beachten

Produktvarianten:
Thick & Easy *(FRESENIUS KABI Deutschland GmbH)*
Thick & Easy Clear *(FRESENIUS KABI Deutschland GmbH)*
Nutilis Powder *(nutricia GmbH)*
Nutilis Clear *(nutricia GmbH)*
ThickenUP® *(Nestlé Health Science Deutschland GmbH)*
ThickenUP® Clear *(Nestlé Health Science Deutschland GmbH)*
ViskoMaxx clear *(metaX Institut für Diätetik)*
Binder easy-bind *(Dysphagie Shop – Kau- und Schluckbeschwerden GmbH)*
Quick & Easy *(Dysphagie Shop – Kau- und Schluckbeschwerden GmbH)*
lovital quick & thick *(CuraProducts GmbH)*

## 5.7 Allgemeine mahlzeitenrelevante Empfehlungen bei Schluckstörung

- Die richtige Sitzposition während der Mahlzeiten ist entscheidend. Aufrechtes Sitzen minimiert das Risiko von Aspiration.
- Langsame Nahrungsaufnahme und kleine Bissen können helfen, die Kontrolle über den Schluckvorgang zu verbessern.
- Es wird empfohlen, Nahrungsmengen von etwa 5 ml (entsprechend einem gehäuften Teelöffel) zu verwenden. Diese Menge kann laut Studien am besten geschluckt werden.
- Erst wenn der Nahrungsbolus komplett geschluckt ist, weiteressen.

- Eine Mahlzeitenstruktur mit regelmäßigen, über den Tag verteilten, kleinen Mahlzeiten kann die Nahrungsaufnahme verbessern.
- Durch achtsames Essen und das bewusste Wahrnehmen der eigenen Körpersignale können Überforderung und Unbehagen beim Essen vermieden werden, was zu einem angenehmeren Esserlebnis führt.
- Ablenkungen, wie Fernsehen oder laute Umgebungsgeräusche beim Essen sollten minimiert werden, um die Aufmerksamkeit auf den Essvorgang zu lenken.
- Eine angenehme Atmosphäre beim Essen durch einen schön gedeckten Tisch, einen duftenden Blumenstrauß, sanfte warme Beleuchtung und ein herzliches Miteinander sind wichtig, da sie das Wohlbefinden steigern, Stress reduzieren und die Konzentration auf das Essen fördern.
- Die Durchführung einer regelmäßig guten Mundhygiene ist wichtig. Nach dem Essen kann das Ausspülen des Mundes oder das Mundleeren mit einem Löffel oder Finger das Risiko von Aspiration und Infektionen verringern.

## 5.8 Künstliche Ernährung

### Enterale Ernährung

Besonders bei einer schweren Kau- und Schluckstörungen ist die Nahrungs- und Flüssigkeitszufuhr oftmals nicht bedarfsdeckend. Die Indikation einer teilweisen oder totalen enteralen Ernährungs- und Flüssigkeitsgabe ist gegeben.

Über eine Ernährungssonde (Nasen- oder Magensonde) werden Flüssigkeit und eine speziell aufbereitete Sondennahrung direkt in den Magen oder Darm geleitet.

Bei den Sondennahrungen werden normokalorische (1,0–1,2 kcal/ml), hochkalorische (> 1,2 kcal/ml), proteineiche (Proteinanteil von ≥ 20 % der Energie) Standardnahrungen und krankheitsspezifische Spezialnahrungen unterschieden.

Dauer und Dosierung der enteralen Ernährung sind abhängig von der Schwere der Erkrankung, dem Krankheitsverlauf und eventuell vorliegenden Komplikationen.

## Parenterale Ernährung

Ist eine bedarfsdeckende Energie-, Nährstoff- und Flüssigkeitszufuhr weder durch die orale noch der enteralen Ernährung möglich, kann eine ergänzende oder ausschließlich parenterale Ernährung eingeleitet werden.

Hierbei wird eine bedarfsangepasste Nährlösung mit Kohlenhydrate, Fette, Proteine, Vitamine und Mineralstoffe direkt in die Blutbahn (intravenös) infundiert.

Dauer und Dosierung der parenteralen Ernährung sind abhängig von der Schwere der Erkrankung, dem Krankheitsverlauf und eventuell vorliegender Komplikationen.

Die enterale und parenterale Ernährung können eine lebenswichtige Unterstützung sein, wenn die orale Nahrungsaufnahme nicht ausreichend oder gar nicht möglich ist.

Die künstliche Ernährung erfordert stets eine enge Zusammenarbeit mit medizinischen Fachleuten, sowie eine sorgfältige Beachtung der Hygienemaßnahmen und der Technik.

# 6 Küchengeräte und Hilfsmittel

## 6.1 Einsatz von Küchengeräten

Bei Schluckstörung kann die Zubereitung von Speisen eine besondere Herausforderung darstellen. Bestimmte Küchengeräte und Gerätschaften ersparen viel Zeit und Mühe im Alltag und können eine wertvolle Unterstützung sein.

- **Mechanische oder elektrische Küchengeräte**
  *Zweck:* Zum Zerkleinern, Mixen, Kneten, Rühren, Raspeln, Vermischen, Homogenisieren, Pürieren, Aufschlagen, Entsaften von Lebensmittel, um eine geeignete Konsistenz zu erreichen.
  *Beispiele:* Schneebesen, Getreide-, Kaffeemühle, Flotte Lotte, Passier-, Haarsieb, Saftpresse, Pürierstab, Küchen-Kutter, Fleischwolf, Stand-, Stab-, Handmixer, Sahnespender, Küchenmaschine oder spezielle Multifunktions-Küchenmaschine (z. B. Kitchen Aid, Bosch, Kenwood, Lehmann, Thermomix, Robot Coupe Blixer®, iSi Whip®)
- **Dampfgarer**
  *Zweck:* Zur nährstoffschonenden und konsistenzangepassten Zubereitung für nahezu alle Arten von Speisen.
- **Mikrowellengerät**
  *Zweck:* Ermöglicht schnelles Auftauen und Erwärmen von Speisen.
- **Souffléformen**
  *Zweck:* Oft optisch schön gestaltete Formen für die Zubereitung cremiger und weicher Gerichte, von herzhaft bis süß.

## 6.2 Einsatz von Esshilfen

- **Schalen und Teller mit Randerhöhung**
  *Zweck:* Bei eingeschränkter Arm- und Handbeweglichkeit oder Einhändigkeit, um das Aufnehmen der Nahrung zu erleichtern und ein Verrutschen der Speisen zu verhindern.
  *Beispiele:* Teller mit erhöhten Rändern oder speziellen Vertiefungen, separate Randschutz-/Tellerranderhöhung.
- **Besteck mit speziellen Griffen**
  *Zweck:* Erleichtert das Halten und Führen des Bestecks.
  *Beispiele:* Löffel und Gabeln mit ergonomischen Griffen oder rutschfesten Materialien.
- **Löffel mit einer speziellen Form**
  *Zweck:* Um das Aufnehmen der Nahrung zu erleichtern und ein Überlaufen zu vermeiden.
  *Beispiele:* Löffel mit tiefen Schalen oder speziellen Formen.
- **Schneidebretter mit Halterungen**
  *Zweck:* Um Lebensmittel während des Schneidens oder Bestreichens zu fixieren und die Sicherheit beim Umgang mit Messern zu erhöhen.
  *Beispiele:* Einhänderbrett mit Saugnäpfen, Schneide-/Brotschmierbrett mit Anlegekante, Küchenbrett mit Haltegabel.

## 6.3 Einsatz von Trinkhilfen

- **Trinkbecher mit Auslaufschutz**
  *Zweck:* Reduziert das Risiko des Verschüttens und erleichtert das Trinken.
  *Beispiele:* Becher mit speziellen Deckeln oder Ausgüssen, die das Trinken erleichtern.
- **Trinkhalme**
  *Zweck:* Ermöglichen eine kontrollierte Flüssigkeitsaufnahme und sind

ein nützliches Hilfsmittel, um unabhängiges Essen und Trinken möglichst lange zu erhalten.
*Beispiele:* lange, kurze, dünne, breite, aus flexiblen Materialien, mit Ventilen, mit ergonomischem Design.

- **Trinkflaschen mit Ventilen**
  *Zweck:* Diese Flaschen haben spezielle Ventile, die das Trinken erleichtern und das Risiko des Verschluckens reduzieren.
- **Becher mit Griffen**
  *Zweck:* Erleichtert das Halten des Bechers, insbesondere für Personen mit eingeschränkter Handbeweglichkeit.

Die Auswahl der geeigneten Ess- und Trinkhilfen hängt von den individuellen Bedürfnissen des Patienten ab. Eine sorgfältige Beurteilung durch Fachleute, wie Logopäden und Ergotherapeuten, kann dabei helfen, die besten Hilfsmittel auszuwählen, um die Sicherheit und den Genuss beim Essen und Trinken zu verbessern.

## 6.4 Sonstige Hilfsmittel

- **Zur Appetitsteigerung**
  *Beispiele:* Smoothfood Silikonformen, Pürform, Eisportionierer, Spritzbeutel, Dessert- und Speiseringe.
  *Zweck:* Ideal zum einfachen und sauberen Formen, sowie attraktivem Präsentieren von pürierten Lebensmitteln, sodass diese appetitlich und leicht verzehrbar sind.
- **Für Abwechslung und mehr Geschmack**
  *Beispiele:* Tee-/Siebbeutel, Teefilter, Tee-/Gewürz-Ei.
  *Zweck:* Zur Zubereitung von Tee oder direkte Verwendung zum Kochen zur Verfeinerung von Gerichten mit Kräutern und Gewürzen.
- **Vorräte**
  *Beispiele:* Gefrierbeutel oder komplett verschließbare Gefäße (am besten

mikrowellengeeignet).
*Zweck:* Zum Abfüllen und Einfrieren pürierter Speisen. Es ist ratsam, die einzelnen Speisen zu beschriften und mit Datum zu versehen.

- **Erinnerungshilfen**
  *Beispiele:* Wecker, Timer oder Apps.
  *Zweck:* Erinnern an regelmäßige Essenszeiten, um die Nahrungs- und Flüssigkeitsaufnahme zu fördern.
- **Positionierungshilfen**
  *Beispiele:* Kissen oder spezielle Stühle.
  *Zweck:* Unterstützen eine richtige Körperhaltung beim Essen und Trinken, um das Risiko von Aspiration zu minimieren.
- **Medikamenteneinnahme**
  *Beispiele:* Tablettenzerkleinerer, -pulverisierer (mechanisch und elektronisch), Mörser und Stößel, Zerkleinerungsmühle, MEDCOAT® Schluckhilfe.
  *Zweck:* Geräte zum Ummanteln, Zerkleinern, Zerdrücken, Pulverisieren von Tabletten um die Einnahme des Medikaments zu erleichtern.
  *Beachte!* Halten Sie vor dem Zerkleinern oder Ummanteln von Medikamenten Rücksprache mit Ihrem Arzt, da nicht alle Medikamente dafür geeignet sind.
- **Selbstbeobachtung**
  *Beispiele:* Ernährungs- und Symptomprotokoll, Gewichtsprotokoll.
  *Zweck:* Zur regelmäßigen Überprüfung der Nahrungs- und Flüssigkeitsaufnahme, sowie Gewichtsverlauf um Veränderungen frühzeitig festzustellen.

## 6.5 Ernährungstagebuch

**Tab. 6.1:** Ernährungstagebuch

| Datum/ Tag | Uhrzeit | Speisen/ Getränke/ Konsistenz | Wie viel? | Beschwerden (Welche? Schwere: leicht*, mittel**, stark***), Sonstiges | Körpergewicht |
|---|---|---|---|---|---|
| | | | | | |
| | | | | | |
| | | | | | |
| | | | | | |
| | | | | | |
| | | | | | |
| | | | | | |
| | | | | | |

Eine Vorlage des Ernährungsprotokolls befindet sich im Online-Zusatzmaterial und kann bei Bedarf öfters ausgedruckt oder kostenlos heruntergeladen werden.

# 7 Außer-Haus-Essen für Menschen mit Kau- und Schluckbeschwerden

## 7.1 Spezialisierte Online-Shops[3]

Es gibt verschiedene Unternehmen und Anbieter, die sich auf die Bereitstellung von Essen für Menschen mit Schluckbeschwerden spezialisiert haben. Diese Firmen bieten an die IDDSI-Konsistenzstufen pürierte Menüs an und liefern diese bei Bestellung nach Hause. Hier sind einige Beispiele:

- **Buon vivo**
  https://buon-vivo.com/
  Fein pürierte Mahlzeiten im Glas. IDDSI konsistenzgetestet. Lieferung nach Deutschland und Österreich.
- **Tellerglück**
  https://www.tellerglueck.de/
  Pürierte Menüs mit einheitlicher Konsistenz. IDDSI-Kategorisierung.
- **winVitalis**
  https://www.winvitalis.de/
  Die pürierten Menüs sowie Püriertes für den ganzen Tag entsprechen dem Level 4 und 5 und erfüllen somit die IDDSI-Vorgaben.
- **ReSaMa GmbH**
  https://resama.de/

---

3 Der folgende Absatz basiert auf den offiziellen Firmenangaben (September 2024) und erhebt keinen Anspruch auf Vollständigkeit. Die Firmen können sich jederzeit ändern, sodass im Einzelfall die Beratung durch einen qualifizierten Diätassistenten oder eine Ernährungsfachkraft notwendig bleibt.

Durch ein spezielles Herstellungsverfahren gelingt die homogene und einheitliche Konsistenz der ReSaMa-SOOFTMEALS. Einstufung nach IDDSI-Standard Stufe 3–4.

- **BestCon Food GmbH**
  https://bestcon-food.de/passierte-kost/
  Feinst pürierte Menüs unter der Marke püretto.

## 7.2 Regionale Anbieter

Informieren Sie sich bei lokalen Pflegeheimen, Betreuungscentern, Caterern oder Restaurants, ob sie spezielle Menüs für Menschen mit Schluckbeschwerden anbieten oder bereit sind, individuell angepasste Mahlzeiten zuzubereiten.

# III Nützliche Hinweise für die Koch- und Küchenpraxis

# Vorbereitung und Essensplanung

Erstellen Sie einen wöchentlichen Speiseplan, der Frühstück, Mittagessen, Abendessen und Snacks enthält. Bereits eine geplante Woche erleichtert die Planung weiterer Wochen. Basierend auf dem Wochenspeiseplan lässt sich kurzerhand die Einkaufsliste zusammenstellen.

Ein Vorrat an einfachen und variierbaren Basisrezepten erleichtert die Menüplanung. Mithilfe einer Menüplanung können Reste optimal genutzt werden.

Seien Sie flexibel und passen Sie den Speiseplan an, wenn bestimmte Lebensmittel nicht verfügbar sind oder sich Vorlieben, Konsistenzen oder Ernährungsbedürfnisse ändern.

# Vorrat

Ein Grundvorrat an Lebensmitteln ermöglicht es Ihnen, eine Vielzahl von Gerichten zuzubereiten, flexibel auf unterschiedliche Kochbedürfnisse zu reagieren und auch in Momenten, in denen es schnell gehen muss, eine Lösung zu finden. Achten Sie darauf, regelmäßig den Vorrat zu überprüfen.

Hier sind einige Produkte und Zutaten, die sich hervorragend als Vorrat in der Küche eignen:

Trockenwaren für den Vorratsschrank

- **Getreide:** Reis (Risotto, Milchreis, Langkorn, Basmati, Jasmin), Quinoa, Couscous, Haferflocken
- **Pasta:** Spaghetti, Penne, Fusilli, Suppen-/Fadennudeln
- **Mehl:** Weizenmehl (Type 405, 550), Vollkornmehl, Dinkelmehl
- **Zum Süßen:** Zucker (weiß, braun), Honig, Ahornsirup
- **Hülsenfrüchte**, getrocknet oder aus der Dose: Linsen (grün, braun, rot), Kichererbsen, Bohnen (schwarz, weiß, Kidney)
- **Konserven und Eingemachtes:** Tomaten (stückig, passiert), Mais, Erbsen, Kompottfrüchte (Pfirsiche, Ananas, Apfel)
- **Suppen und Soßen** (in Pulverform, aus der Dose oder im Glas)
- **Brühe und Fonds:** Gemüse-, Hühner-, Fischbrühe (Pulver-, Pasten- oder flüssiger Form)
- **Gewürze:** Salz, Pfeffer, Paprika, Kreuzkümmel, Oregano, Basilikum, Thymian
- **Kräuter, getrocknet:** Petersilie, Schnittlauch, Koriander
- **Öle:** Olivenöl, Rapsöl, Kokosöl, Walnussöl, Sesamöl

- **Lebensmittelaromen:** für Süßspeisen/Desserts (Vanille, Rum, Zitrone, Orange, Amaretto), für Suppen, Soßen, Dips, Smoothies (Salbei, Petersilie, Dill, Estragon, Bratensoßengeschmack, diverse Früchte), erhältlich als Essenz oder in Pulverform, auffindbar im Backregal oder in Onlineshops bspw. unter https://lebensmittelaromen.eu/agb/
- **Nüsse und Samen:** Mandeln, Walnüsse, Nussmus, Sonnenblumenkerne, Leinsamen
- **Trockenfrüchte:** Rosinen, Datteln, Aprikosen
- **Milch und Milchalternativen:** H-Milch, Kokosmilch/-creme, Haferdrink
- **Sonstiges:** Essig, Soja-, Worcestersoße, Pesto (grün, rot), Senf, Ketchup, Mayonnaise

Nützliche Tiefkühlprodukte

- **Tiefkühlgemüse:** Erbsen, Brokkoli, Spinat, Karotte, Gemüse-Mix
- **Fleisch und Fisch:** Hähnchenbrust, Hackfleisch, Lachs
- **Kräuter, tiefgekühlt:** Petersilie, Schnittlauch, Koriander, Kräutermischungen
- **Vorgekochtes:** Gemüse-/Obst-/Fleischpürees, Soßen, Suppen und Hauptgerichte lassen sich hervorragend für die Vorratshaltung einsetzen. Portionieren Sie diese vor dem Einfrieren. Nach dem Auftauen in der Mikrowelle oder im Kochtopf gut erhitzen.

Basiszutaten für den Kühlschrank

- **Fette:** Butter, Margarine
- **Eier**
- **Kräuterpaste** (*Selbst zubereitet:* 300 g frische gesäuberte Kräuter nach Wahl, 140 g Öl, 60 g Salz, 1 TL Pfeffer, Knoblauch optional. Alle Zutaten kräftig mixen. Bei Bedarf passieren, damit keine Stückchen vorhanden sind. Paste in mit Wasser heiß ausgespülten Gläsern abfüllen. Im Kühlschrank aufbewahrt, sind sie mehrere Wochen lang haltbar.)
- **Beilagen:** Gnocchi, Maultaschen, Spätzle, Tortellini
- **Milchprodukte:** Frischmilch, Sahne, Joghurt, Quark, Cremedesserts (Pudding)

- **Käse:** Frischkäse, Hüttenkäse, Feta, Camembert, Hartkäse (Parmesan)

Beikostnahrungen der Babys und Kleinkinder (z. B. Alete®, Alnatura®, Bebivita®, Hipp®, Demeter®)

- Saft-Zubereitungen
- Früchte-Zubereitungen
- Gemüse-Zubereitungen
- Menü-Zubereitungen
- Fleisch-Zubereitungen
- Milch-, Getreidebreie

Streichbeläge

- Frischkäsezubereitungen
- Quarkzubereitungen
- Streichwurst (Leber-, Teewurst)
- feine Pasteten
- Fischcreme in der Tube, z. B. Taramas (griechische Fischpaste)
- Pflanzenaufstriche, z. B. Hummus (Kichererbsen), Melanzane-Aufstrich (Auberginen)

# IV Rezeptsammlung

# Stufe 0 – Flüssigkeiten, dünn

## Brühen, selbst zubereitet

### Gemüsebrühe

*Zutaten:*
2–3 Karotten, grob geschnittene Stücke
1 Stück Sellerieknolle, grob geschnittene Stücke
1 Stange Lauch, grob geschnittene Stücke
1–2 Tomaten, halbiert
1 Zwiebel mit Schale, geviertelt
1–2 l Wasser
Salz, Pfeffer, Kräuter und Gewürze nach Belieben

*Zubereitung:*
Alle Zutaten mit kaltem Wasser ansetzen, aufkochen lassen und ca. 1 Stunde köcheln. Gemüsebrühe durch ein feines Sieb geben. Abschmecken. Wenn Sie eine sehr würzige oder konzentrierte Gemüsebrühe wünschen, nochmals einkochen.

*Varianten:*
Petersilienwurzel, Pilze, Knoblauch, Kräuter (wie Petersilie, Liebstöckel, Thymian), Lorbeerblatt, Nelke.

## Hühnerbrühe

*Zutaten:*
1 Suppenhuhn
1 Karotte, grob geschnittene Stücke
1 kleines Stück Sellerieknolle, grob geschnittene Stücke
1 kleine Stange Lauch, grob geschnittene Stücke
1 Zwiebel mit Schale, geviertelt
2–3 Knoblauchzehen, halbiert
1–2 l Wasser
Salz, Pfeffer, Kräuter und Gewürze nach Belieben

*Zubereitung:*
Suppenhuhn waschen und mit kaltem Wasser ansetzen, aufkochen, mit einem Schaumlöffel abschäumen. Restliche Zutaten dazugeben und ca. 1 ½ Stunden köcheln. Brühe durch ein feines Sieb geben. Abschmecken. Wenn Sie eine sehr würzige oder konzentrierte Brühe wünschen, nochmals einkochen.

*Varianten:*
Ingwerscheiben, Petersilienwurzel, Lorbeerblatt, Nelke, Pfefferkörner, Chilischote, Kümmel, Koriander

## Consommé Double (kräftige Rindfleischbrühe)

*Zutaten:*
ca. 300 g Rindfleisch oder Beinscheibe vom Rind
ca. 125 g Rinderknochen
1,5 l Wasser
1 mittelgroße Stange Lauch (ca. 150 g), grob geschnittene Stücke
je ca. 50 g Sellerie, Karotten und Zwiebel, grob geschnittene Stücke
Salz, Pfeffer, Kräuter und Gewürze nach Belieben

*Zubereitung:*
Fleisch und Knochen kurz unter kaltem Wasser abspülen, in kaltem

Wasser ansetzen, aufkochen lassen. Mit einem Schaumlöffel abschäumen. Das geputzte, geschnittene Gemüse dazugeben und bei schwacher Hitze leicht köcheln (ca. 2 Stunden). Consommé durch ein feines Sieb geben. Abschmecken. Wenn Sie eine sehr würzige oder konzentrierte Brühe wünschen, nochmals einkochen.

**Empfohlene Flüssigkeiten der Stufe 0**

- Wasser
- Tee/Kaffee ohne Milch/Sahne
- Klarer Saft
- Klare Instant-Brühe (gegebenenfalls durch ein feines Sieb oder Tuch gegossen, um mögliche feste Bestandteile zu entfernen)

# Stufe 1 – Flüssigkeiten, leicht dickflüssig

## Getränkevielfalt

### Milchkaffee

*Zutaten (1 Portion):*
100 ml Milch, 3,5 % Fett
50 ml Kaffee/Espresso, frisch zubereitet
Zucker (optional)

*Zubereitung:*
Kaffee wie gewohnt zubereiten. Milch erwärmen, nicht kochen. Milch und Kaffee in eine Tasse geben und nach Belieben süßen und abschmecken.

*Varianten:*
Schokoladen-, Karamell-, Vanille-, Haselnusssirup.

### Griechischer Frappé mit Eiscreme

*Zutaten (1 Portion):*
1 kleine Tasse (ca. 100 ml) kaltes Trinkwasser
2 TL Instant-Kaffeepulver
Zucker nach Geschmack
1 Kugel (ca. 30 g) Schokoladen- oder Vanilleeiscreme

*Zubereitung:*
Kaffeepulver und Zucker im Shaker mit etwas Wasser bedecken und gut schütteln, bis sich das Pulver aufgelöst hat. Das restliche Wasser langsam zugießen. Kugel Eis darin schmelzen. Getränk genießen.

*Variante:*
1–2 EL Baileys oder Kahlúa (mexikanischer Kaffeelikör).

## Amerikanischer Frappé

*Zutaten (1 Portion):*
1 kleine Tasse (ca. 100 ml) kalte Milch
2 TL Instant-Kaffeepulver
Zucker nach Geschmack

*Zubereitung:*
Kaffeepulver und Zucker im Shaker mit etwas Milch bedecken und gut schütteln, bis sich das Pulver aufgelöst hat. Die restliche Milch langsam zugießen. Getränk genießen.

*Varianten:*
1 Kugel (ca. 30 g) Schokoladen- oder Vanilleeiscreme untermixen
1–2 EL Baileys oder Kahlúa (mexikanischer Kaffeelikör).

## Honigmilch

*Zutaten (1 Portion):*
200 ml Milch, 3,5 % Fett
1–2 TL Honig

*Zubereitung:*
Milch in einem Topf oder Mikrowelle erwärmen, in eine Tasse geben. Mit Honig süßen und genießen. Vorsicht: Milchhautbildung, wenn zu heiß!

*Varianten:*
Pflanzliche Milchalternativen.

## Waldbeer-Fruchtmilch

*Zutaten (1 Portion):*
150 ml kalte Milch, 3,5 % Fett
1–2 EL Waldbeersirup

*Zubereitung:*
Sirup in die Milch geben und gut umrühren und gleich genießen.

*Varianten:*
Johannisbeer-, Kirsch-, Himbeer-, Erdbeersirup.
Pflanzliche Milchalternativen.

*Tipp:*
Bitte keine zu sauren Sirupe verwenden. Diese könnten ausflocken.

**Nützliche Hinweise zu Stufe 1**

- Leicht dickflüssige Getränke/Flüssigkeiten können für erwachsene Dysphagie-Betroffene sein, für die dünnflüssige Getränke/Flüssigkeiten der Stufe 0 zu schnell fließen, um sicher geschluckt zu werden.
- Flüssigkeiten der Stufe 0 können mit der entsprechenden Menge Instant-Verdickungsmittel leicht dickflüssig zubereitet werden (siehe ▶ Kap. 5.6). Dabei die Dosierempfehlungen der Hersteller beachten.
- Leicht dickflüssige Getränke/Flüssigkeiten sind dicker als Wasser und das Trinken erfordert beim Ziehen durch einen Strohhalm oder einen Schnabel- oder Saugaufsatz etwas mehr Anstrengung.
- Kaffee/schwarzer Tee werden durch die Zugabe von Milch, Schlagsahne oder Trinknahrung leicht dickflüssig.

- Alle leicht dickflüssigen Getränke/Flüssigkeiten können statt mit Kuhmilch (in allen Fettstufen) auch mit laktosefreier Milch, sowie pflanzlichen Milchalternativen (Sojadrink, Haferdrink, Reisdrink, Kokosmilch, Mandeldrink etc.) zubereitet werden.

# Stufe 2 – Flüssigkeiten, mäßig dickflüssig

## Süße Varianten

### Mango-Orangen-Smoothie

*Zutaten (1 Portion):*
125 g Mango (Püree oder Frischobst oder Konserve)
ca. 125 ml Orangensaft
evtl. mit 1–2 TL geschmacksneutralem Öl anreichern

*Zubereitung:*
Alle Zutaten mixen. Bei Bedarf passieren, damit keine Fasern und Fruchtstückchen vorhanden sind.

*Varianten:*
Frischer Ingwer, Minzblättchen, Vanillezucker, Zimtpulver oder auch gestoßenes Eis.

*Tipp:*
Kombinieren Sie Obst und Säfte nach Ihrem Geschmack. Wählen Sie farblich unterschiedliche Obstsorten für die jeweiligen Fruchtgetränke, das bringt Abwechslung.

## Kaltschale

*Zutaten (1 Portion):*
125 ml Wasser
125 g Himbeeren (frisch oder aufgetaute Tiefkühlware)
60 g Ananas (frisch oder natursüße aus der Dose)
30 g (2 gehäufte EL) Möhrenpüree

*Zubereitung:*
Alle Zutaten mixen und anschließend durch ein Sieb passieren, damit keine Kerne und Fruchtstückchen vorhanden sind.

## Himbeer-Joghurtshake

*Zutaten (1 Portion):*
1 Becher (ca. 125 g) Naturjoghurt
2 EL (30 ml) Schlagsahne, flüssig
2 Kugeln (ca. 60 g) Himbeereis oder anderes Eis, z. B. Zitrone
1 EL (15 g) Zucker
etwas Zitronensaft

*Zubereitung:*
Zutaten mixen und passieren, damit keine Kerne und Fruchtstückchen vorhanden sind.

## Aprikosen-Buttermilch

*Zutaten (1 Portion):*
1 Tasse (ca. 125 ml) Buttermilch
125 g Aprikosenmus
1 EL (15 g) Zucker
etwas Zitronensaft

*Zubereitung:*
Zutaten mixen.

## Beeren-Kefir

*Zutaten (1 Portion):*
1 Tasse (ca. 125 ml) Kefir
125 g Johannisbeeren
1 EL (15 g) Zucker

*Zubereitung:*
Johannisbeeren waschen, entstielen und mit dem Zucker pürieren. Beerenmus durch ein Sieb streichen, mit dem Kefir auffüllen, umrühren und genießen.

*Varianten:*
Erdbeeren, Heidelbeeren, Brombeeren

*Auf die Schnelle:*
Preiselbeerkompott aus dem Glas (Zucker im Rezept weglassen).

## Erdbeer-Milchshake

*Zutaten (1 Portion):*
150 ml Milch
100 g Erdbeeren, frisch, grob in Stücke geschnitten oder Tiefkühlware ohne Auftauflüssigkeit
80 ml Orangensaft
3–4 EL Zucker
4 EL (60 ml) Schlagsahne
2 TL Zitronensaft

*Zubereitung:*
Zutaten mixen und passieren, damit keine Kerne und Fruchtstückchen vorhanden sind.

## Schokoladen-Milchshake

*Zutaten (1 Portion):*
1 große Tasse (ca. 150 ml) Milch
2 Kugeln (ca. 60 g) Schokoladeneis oder anderes Eis, z. B. Erdbeere
1 EL (15 g) Zucker

*Zubereitung:*
Zutaten mixen.

*Varianten:*
Zimtpulver, Chilipulver, brauner Rum oder Amaretto.

## Erdnussmilch, heiß oder kalt

*Zutaten (1 Portion):*
3 EL (ca. 30 g) Erdnussmus ohne Stückchen
1 große Tasse (150 ml) Milch
1 EL Sahne
etwas Zucker

*Zubereitung:*
Alle Zutaten mixen. Entweder kalt genießen oder im Topf bzw. in der Mikrowelle erhitzen und heiß servieren.

*Varianten:*
Mandel-, Haselnuss-, Macadamia-, Walnussmus

## Heiße Schokolade mit Süßkartoffel

*Zutaten (2 Portion):*
250 ml Milch, 3,5 % Fett
150 g Süßkartoffelpüree (siehe Basisrezept – Gemüse, püriert«)
2 EL Schokoladensirup oder 40 g dunkle Schokolade in Stücke

1 Prise Salz
1 Msp. Vanille, gemahlen

*Zubereitung:*
Alle Zutaten mixen.

*Varianten:*
Zimtpulver, Amaretto.

## Vanillesuppe

*Zutaten (2 Portion):*
500 ml Milch, 3,5 % Fett
15 g (1 EL) Vanillezucker
½ Päckchen (19 g) Vanillepuddingpulver
1 Prise Salz

*Zubereitung:*
Puddingpulver mit 2–3 EL Milch glatt rühren. Restliche Milch mit Salz und Zucker aufkochen. Angerührtes Puddingpulver in die Milch einrühren, einmal aufkochen lassen, vom Herd ziehen und ½ Minute in der Nachwärme fertig garen. Abschmecken und genießen.

*Varianten:*
Schokolade, Mandel, Pistazie, Zitrone, Erdbeere, Heidelbeere

# Herzhafte Varianten

## Tomaten-Creme-Trunk

*Zutaten (1 Portion):*
125 ml Tomatensaft (Flasche oder Dose)
125 ml Dickmilch
1 Spritzer Zitronensaft
etwas Salz, gemahlener Pfeffer
1 Prise Zucker

*Zubereitung:*
Alle Zutaten mixen. Gekühlt servieren.

## Grüner Kräuter-Trunk

*Zutaten (2 Portionen):*
½ Bund Schnittlauch, fein geschnitten
½ Bund Dill, fein geschnitten
1 Salbeiblatt
2 Blatt Zitronenmelisse
1 kleiner Zweig Estragon
400 g Naturjoghurt
etwas Salz, gemahlener weißer Pfeffer
1 EL Sahne

*Zubereitung:*
Die Kräuter mixen. Joghurt und Sahne hinzugeben und nochmals kurz mixen. Alles durch ein Sieb geben, abschmecken und kalt servieren.

## Gurken-Avocado-Suppe

*Zutaten (4 Portionen):*
1 große Salatgurke, geschält, entkernt, gewürfelt

1 Avocado
1 Knoblauchzehe
2 Frühlingszwiebeln
2 EL Butter
Saft von ½ Zitrone
1 Handvoll frische Minzblätter
½ Bund Schnittlauch, klein geschnitten
300–400 ml abgekochtes und abgekühltes Wasser
Salz, gemahlener weißer Pfeffer

*Zubereitung:*
Avocado halbieren, Stein entfernen, Fruchtfleisch mit einem Löffel herauslösen. In einem Topf die Butter zerlassen, Knoblauch und Zwiebeln darin kurz glasig dünsten. Topf von der Herdplatte nehmen. Gurkenwürfel, Avocadofleisch, Zitronensaft, Minze und Schnittlauch hineingeben. Alle Zutaten mit einem Pürierstab pürieren oder in den Mixer geben und mixen. Wasser langsam dazugeben, bis die gewünschte Konsistenz erreicht ist. Mit Salz und Pfeffer abschmecken. Bei Bedarf durch ein Sieb geben. Suppe 1 bis 2 Stunden kalt stellen und kühl genießen.

*Varianten:*
Basilikum, Dill.

## Sellerie-Lauch-Suppe

*Zutaten (2 Portionen):*
125 g Sellerie, klein geschnitten
125 g Lauch, klein geschnitten
1 Handvoll Petersilienblätter, grob gehackt
½ Zwiebel, gewürfelt
1 gehäufter EL Butter
1 gestrichener EL Mehl
500 ml Wasser oder Brühe
2 EL Sahne

1 EL geriebener Käse
Salz, gemahlener weißer Pfeffer

*Zubereitung:*
Wasser mit 1 TL Salz aufkochen. Klein geschnittenes Gemüse und Petersilie in das kochende Wasser geben und mit geschlossenem Deckel 15 Minuten weich garen. Vom Herd nehmen. Gemüse von der Flüssigkeit trennen, dabei die Flüssigkeit auffangen. Gegartes Gemüse pürieren. Fett in einem Topf erhitzen, Mehl hineinstäuben und eine Mehlschwitze bereiten (nicht bräunen). Das Gemüsewasser so lange aufgießen, bis unter Rühren eine leicht gebundene Soße entsteht. Gemüsepüree in das gebundene Gemüsewasser geben, verrühren, Sahne und Käse dazugeben. Mit dem restlichem Gemüsewasser bis zur gewünschten Konsistenz aufgießen. Abschmecken. Bei Bedarf durch ein Sieb geben.

*Varianten:*
500 g Gemüse aus Karotte, Kohlrabi, Blumenkohl, Brokkoli, Rosenkohl, zarte Erbsen und Bohnen.
Schnittlauch, Basilikum, Thymian, Minze, Kräuter de Provence, Oregano, Dill.

## Haferschleim

*Zutaten (2 Portionen):*
500 ml Wasser/Brühe
25 g Haferflocken
1 Prise Salz

*Zubereitung:*
Wasser mit Haferflocken und Salz ankochen, 10–15 Minuten fortkochen und 10 Minuten in der Nachwärme quellen lassen. Passieren und abschmecken.

*Varianten für mehr Geschmack:*
Etwas Butter oder Nussmus unterrühren.

Mit einem Eigelb legieren.
Gemüsepüree vor dem Passieren zugeben.

# Raffiniertes

## Amerikanischer Egg Nog mit Eierlikör

*Zutaten (1 Portion):*
1 große Tasse (ca. 150 ml) Milch
1 EL (15 ml) Schlagsahne, flüssig
2 cl (20 ml) Eierlikör
1 Eigelb
evtl. Vanillezucker zum Süßen

*Zubereitung:*
Alle Zutaten mixen.

## Amerikanischer Egg Nog mit Sanddornbeerensaft und Wodka

*Zutaten (1 Portion):*
1 große Tasse (ca. 150 ml) Milch
1 EL (15 ml) Schlagsahne, flüssig
2 cl (20 ml) Wodka (oder weißer Rum)
2 EL (30 ml) Sanddornbeerensaft
1 Eigelb
evtl. brauner Zucker zum Süßen

*Zubereitung:*
Alle Zutaten mixen.

## Virgin Pina Colada

*Zutaten (1 Portion):*
1 Scheibe (ca. 100 g) frische Ananas oder aus der Dose
½ Glas (ca. 100 ml) Ananassaft oder Apfelsaft
weißer Rum nach Geschmack
Zucker nach Geschmack
1 EL (15 ml) Schlagsahne, flüssig
gestoßenes Eis

*Zubereitung:*
Ananas sehr fein mixen und passieren, dass keine Fasern mehr vorhanden sind. Mit den restlichen Zutaten mixen, zuletzt gestoßenes Eis dazugeben.

*Varianten:*
Sie können statt Rum auch Batida de Coco und statt Fruchtsaft alternativ Kokosmilch verwenden.

**Nützliche Hinweise zu Stufe 2**

- Mäßig dickflüssige Getränke/Flüssigkeiten können für erwachsene Dysphagie-Betroffene sein, wenn dünnflüssige und leicht dickflüssige Flüssigkeiten/Getränke (Stufen 0 und 1) zu schnell fließen, um sicher geschluckt zu werden.
- Flüssigkeiten der Stufe 0 und 1 können mit der entsprechenden Menge Instant-Verdickungsmittel moderat dickflüssig zubereitet werden (siehe ► Kap. 5.6). Beachten Sie dabei die Dosierempfehlungen der Hersteller.
- Mäßig dickflüssige Getränke/Flüssigkeiten sind sirup-/nektardicke Flüssigkeiten, trinkbar, fließen leicht von einem Löffel, aber langsamer als dünnflüssige oder leicht dickflüssige Getränke/Flüssigkeiten. Sie sollten fein passiert und frei von Stücken sein.
- Alle mäßig dickflüssigen Getränke/Flüssigkeiten können statt mit Kuhmilch (in allen Fettstufen) auch mit laktosefreier Milch, sowie

pflanzlichen Milchalternativen (Sojadrink, Haferdrink, Reisdrink, Kokosmilch, Mandeldrink etc.) zubereitet werden.

- Bei Konsistenzabweichungen passen Sie die Rezepturen durch Andicken oder Zugabe von Flüssigkeiten an, um die gewünschte Textur zu erreichen.

# Stufe 3 – Flüssigkeiten und Speisen, stark dickflüssig

## Frühstück

### Geröstete Haferflockensuppe, süß

*Zutaten (2 Portionen):*
500 ml Milch, 3,5 % Fett
30 g Haferflocken
1–2 EL Butter
Prise Salz
Zucker

*Zubereitung:*
Haferflocken in Butter, mit je einer Prise Salz und Zucker kurz anbräunen, mit Milch aufgießen, ankochen und auf kleiner Hitze 5–10 Minuten fortkochen. Ab und zu umrühren. Alles mixen und mit Zucker abschmecken.

*Varianten:*
Soja-, Hafer-, Mandeldrink.

### Apfelsuppe mit Haferflocken

*Zutaten (2 Portionen):*
500 ml Wasser
125 g (1 mittelgroßer) Apfel oder Apfelmus

25 g Haferflocken
Zitronenabrieb
1 Prise Salz
Zucker nach Belieben

*Zubereitung:*
Apfel schälen, entkernen, würfeln und mit Haferflocken, Wasser, Prise Salz und Zitronenabrieb ankochen und bei mittlerer Hitze 10–15 Minuten sanft fortkochen. Alles mixen und mit Zucker abschmecken.

*Varianten:*
Birne, Zimtpulver.

## Semmelsuppe

*Zutaten (2 Portionen):*
250 ml Wasser, lauwarm
250 ml Milch
80 g (2 Stück) helle Semmel/Brötchen oder Weißbrot, gewürfelt
kleines Stück Zimtstange oder Zimtpulver
1 Prise Salz
Zucker
Butter

*Zubereitung:*
Semmel-/Brötchenwürfel ca. 30 Minuten im Wasser einweichen. Mit dem Einweichwasser und Zimt ankochen und 5–10 Minuten bei mittlerer Temperatur fortkochen. Ab und zu umrühren. Zimtstange entfernen. Suppe pürieren. Milch zugießen bis zur notwendigen Konsistenz und erhitzen. Mit Salz, Zucker und Butter abschmecken.

## Fruchtgetränk mit Getreideflocken

*Zutaten (1 Portion):*
125 g Obstpüree oder Frischobst

2 bis 3 gehäufte EL (ca. 10–15 g) Getreideflocken (Hafer, Reis, Dinkel)
ca. 80 ml Fruchtsaft, Fruchtnektar oder Fruchtsaftgetränk

*Zubereitung:*
Alle Zutaten mixen. Bei Bedarf passieren, damit keine Kerne und Fruchtstückchen vorhanden sind.

*Varianten:*
Frischer Ingwer, Minzblättchen, Vanillezucker, Zimtpulver.

*Tipp:*
Kombinieren Sie Obst und Säfte nach Ihrem Geschmack. Wählen Sie farblich unterschiedliche Obstsorten für die jeweiligen Fruchtgetränke, das bringt Abwechslung.

## Früchte-Trinkbrei

*Zutaten (2 Portionen):*
1 kleiner Apfel oder 60 g Apfelkompott
2 halbe Dosenpfirsiche
1 kleine Banane
100 ml Wasser
Zitronenabrieb
1 Prise Salz
1 gestrichener Esslöffel Grieß
1 EL (10 g) Butter
2 EL (30 g) Naturjoghurt
Fruchtsaft

*Zubereitung:*
Apfel schälen, entkernen, würfeln. Dosenpfirsiche würfeln. Wasser im Topf aufkochen. Gewürfeltes Obst, Zitronenabrieb, Prise Salz, Butter und Grieß in den Topf hineingeben und eine weiche Masse kochen. Obst-Grieß-Gemisch vom Herd nehmen und fein mixen. Banane in Stücke

schneiden und untermixen. Joghurt unterrühren. Mit Fruchtsaft bis zur gewünschten Textur auffüllen.

*Varianten:*
Zimtpulver.

## Reis-Obst-Trinkbrei

*Zutaten (1 Portion):*
20 g Reisflocken
200 ml Milch, 3,5 % Fett
2 EL (30 g) Obstmus
2 EL (30 ml) Fruchtsaft
1 TL (5 g) Butter
Zucker optional

*Zubereitung:*
Reisflocken mit der Milch aufkochen und 10–15 Minuten köcheln lassen. Zwischendurch umrühren. Topf vom Herd nehmen und Butter, Obstmus, sowie Fruchtsaft unterrühren. Gegebenenfalls mit Fruchtsaft bis zur gewünschten Textur auffüllen. Alles mixen. Abschmecken.

*Varianten:*
Zimtpulver, Vanillearoma.

## Birnen-Pflaumen-Smoothie

*Zutaten (1 Portion):*
½ (ca. 50 g) frische Birne oder aus der Konserve
2 Stück (ca. 60 g) Pflaumen
½ Glas (100 ml) Fruchtsaft (Birne oder Apfel)
1 EL (15 g) Zucker
evtl. mit 1–2 TL geschmacksneutralem Öl anreichern

*Zubereitung:*
Alle Zutaten mixen und passieren, damit keine Häute und Fruchtstückchen vorhanden sind.

*Varianten:*
Zimtpulver, Nelkenpulver, Anispulver.

## Bananen-Mandel-Smoothie

*Zutaten (1 Portion):*
250 ml Milch, 3,5 % Fett
1 reife Banane, geschält und in Stücke
2 EL (30) g Mandelmus
15 g (1 EL) Haferflocken, Feinblatt

*Zubereitung:*
Alle Zutaten mixen.

*Varianten:*
Soja-, Mandel- oder Haferdrink, Erdnussbutter.

## Heidelbeer-Joghurt-Drink

*Zutaten (1 Portion):*
200 g Heidelbeeren, frisch oder aufgetaute Tiefkühlbeeren
150 g Joghurt, 3,5 % Fett
50 g Quark, 20 % Fett
100 ml Milch, 3,5 % Fett
Spritzer Zitronensaft
1 EL (15 g) Zucker

*Zubereitung:*
Alle Zutaten mixen. Durch ein Sieb passieren.

*Varianten:*
Himbeeren, Brombeeren.

### Mango-Smoothie

*Zutaten (2 Portionen):*
2 kleine Mangos
1 Orange
250 ml Milch
1 EL (15 ml) Ahornsirup
4 Kugeln Vanilleeis

*Zubereitung:*
Mangos schälen, Fruchtfleisch grob würfeln. Orange auspressen, Saft auffangen. Alles fein mixen, bei Bedarf durch ein Sieb passieren.

## Mittag-/Abendessen

### Geröstete Haferflockensuppe, pikant

*Zutaten (4 Portionen):*
1 l Brühe, selbst zubereitet oder Fertigprodukt
6 EL (ca. 60 g) grobe Haferflocken
3 EL (30 g) Butter
Salz und Muskatnusspulver
Petersilie, fein gehackt

*Zubereitung:*
Haferflocken in Butter leicht anbräunen, mit Brühe aufgießen und köcheln. Abschmecken, Petersilie dazugeben, fein mixen. Bei Bedarf passieren, damit keine Stückchen vorhanden sind.

*Tipp:*
Vor dem Mixen 1 Eigelb einrühren und mit 1 EL (ca. 15 ml) flüssiger Schlagsahne verfeinern.

## Kräutercremesuppe

*Zutaten (4 Portionen):*
¾ l Brühe, selbst zubereitet oder Fertigprodukt
1 Becher (200 ml) Schlagsahne, flüssig
1 Glas (150 ml) Weißwein
ca. 5–6 gehäufte EL (ca. 50–60 g) Mehl
4 EL (40 g) Butter oder Margarine
reichlich Kräuter der Saison und nach Geschmack (frisch oder tiefgefroren, auch getrocknet)
etwas Salz, gemahlener Pfeffer

*Zubereitung:*
Aus Mehl und Butter eine helle Einbrenne herstellen, mit Brühe, Sahne und Weißwein aufgießen, umrühren und ca. 10 Minuten köcheln, abschmecken, kurz vor dem Mixen die Kräuter zugeben. Bei Bedarf passieren, damit keine Stückchen vorhanden sind.

*Varianten:*
Petersilie, Kerbel, Dill, Borretsch, Kresse, Liebstöckel, Sauerampfer, Pimpinelle, Oregano, Rosmarin, Thymian, Basilikum.

## Gemüsecremesuppe

*Zutaten (4 Portionen):*
¾ l Brühe, selbst zubereitet oder Fertigprodukt
ca. 400 g saisonales Gemüse (frisch, tiefgekühlt oder Babygläschen)
ca. 3 geh. EL (ca. 45 g) Mehl
4 EL (40 g) Butter oder Margarine
3 EL (45 ml) Schlagsahne, flüssig
Muskatnusspulver, etwas Salz

*Zubereitung:*
Aus Mehl und Butter eine helle Einbrenne herstellen, mit Brühe und Sahne aufgießen, umrühren, Gemüse dazugeben und ca. 10 Minuten köcheln, abschmecken, mixen. Bei Bedarf passieren, damit keine Stückchen vorhanden sind.

*Varianten:*
Saisonales Gemüse wie Karotten, Sellerie, Blumenkohl, Brokkoli, Spargel, Spinat, Zucchini etc., auch Hülsenfrüchte wie Linsen, Erbsen und Mais sind möglich (getrocknete Hülsenfrüchte 24 Stunden in kaltem Wasser quellen lassen und ohne Salz in reichlich Kochwasser garen).

## Möhrentrinkbrei

*Zutaten (1 Portion):*
200 ml Vollmilch
20 g Haferflocken, blütenzarte
Salz
2 EL Karottenpüree (siehe »Basisrezept«) oder Babygläschen
Karottensaft
Muskat, Petersilie

*Zubereitung:*
Milch im Topf aufkochen. Haferflocken einrühren. 10–15 Minuten köcheln lassen, dabei gelegentlich umrühren. Topf vom Herd nehmen. Karottenpüree einrühren, mit Möhrensaft bis zur gewünschten Textur auffüllen. Alles mixen. Mit Salz, Muskat abschmecken.

## Kartoffelcremesuppe

*Zutaten (4 Portionen):*
4 mittelgroße (ca. 400 g) geschälte Kartoffeln, kleingeschnitten
ca. 50 g Gemüse (Karotte, Sellerie, Lauch, Zwiebel), in Würfelchen geschnitten
ca. ½ l Brühe, selbst gemacht oder Fertigprodukt

4 EL Butter
etwas Salz
gerebelter Majoran

*Zubereitung:*
Kartoffeln und Gemüse in der Butter anschwitzen, mit Brühe aufgießen, aufkochen und leise köcheln. Abschmecken und fein mixen. Bei Bedarf passieren, damit keine Stückchen vorhanden sind.

*Tipp:*
Speckwürfelchen oder Wiener Würstchen, ohne Haut in Scheiben geschnitten, vor dem Mixen dazugeben.

## Rollgersten- oder Reissuppe

*Zutaten (4 Portionen):*
¾ l Brühe, selbst zubereitet oder Fertigprodukt
¼ l Milch
6 EL (ca. 60 g) Rollgerste oder Rundkornreis
2–3 EL (30 g) Butter
Zwiebelwürfelchen
Salz und Muskatnusspulver
Petersilie, fein gehackt

*Zubereitung:*
Zwiebelwürfelchen in Butter glasig andünsten, Rollgerste oder Rundkornreis dazugeben. Mit den Flüssigkeiten aufgießen, aufkochen lassen und unter gelegentlichem Rühren köcheln, bis die Rollgerste oder der Reis sehr weich ist. Abschmecken, Petersilie dazugeben, fein mixen. Bei Bedarf passieren, damit keine Stückchen vorhanden sind.

*Tipp:*
Vor dem Mixen können Sie gewürfeltes Kasslerfleisch oder Schinken dazugeben.

## Kürbiscremesuppe mit Ingwer

*Zutaten (4 Portionen):*
½ l Brühe, selbst zubereitet oder Fertigprodukt
500 g Kürbisfleisch, grob geschnittene Stücke (Hokkaido mit Schale, Muskatkürbis)
½ Becher (100 ml) Schlagsahne, flüssig
1 großes Stück Ingwer, klein geschnitten
etwas Salz, etwas Zucker, Muskatnusspulver, Kurkumapulver, Chilipulver

*Zubereitung:*
Alle Zutaten zusammen aufkochen, ca. 20 Minuten köcheln, abschmecken, mixen. Bei Bedarf passieren, damit keine Stückchen vorhanden sind.

*Varianten:*
Limettensaft und -schale, alternativ Zitronensaft und -schale.

## Schnelle Tomatencremesuppe

*Zutaten (4 Portionen):*
1 Dose (ca. 850 ml) geschälte Tomaten
4 EL (40 g) Butter oder Margarine oder Olivenöl
3–4 EL (30–40 g) Mehl
etwas Salz
mediterrane Kräuter (Rosmarin, Thymian, Basilikum)
4 EL (40 g) Crème fraîche

*Zubereitung:*
Mehl mit wenig Flüssigkeit (Wasser oder Brühe) glatt rühren. Geschälte Tomaten mit der Butter zum Kochen bringen, Mehl einrühren und köcheln, abschmecken. Bei Bedarf passieren, damit keine Häutchen und Kerne vorhanden sind. Kurz vor dem Anrichten mit Crème fraîche garnieren oder diese unterziehen.

## Rote Bete Suppe

*Zutaten (4 Portionen):*
½ l Brühe, selbst zubereitet oder Fertigprodukt
500 g geschälte Rote Bete, grob geschnittene Würfel
½ (ca. 50 g) säuerliche Apfel, geschält und gewürfelt (Elstar, Boskop)
½ Zwiebel, gewürfelt
2 EL (20 g) Butter oder Margarine
3 EL (45 ml) Zitronensaft
etwas geriebener Meerrettich
4 EL (40 ml) Kürbiskernöl
etwas Salz, gemahlener Pfeffer

*Zubereitung:*
Zwiebelwürfelchen und Rote Bete in Butter andünsten, Apfel und Brühe dazugeben, aufkochen und ca. 20 Minuten köcheln. Kurz vor dem Mixen Zitronensaft und Meerrettich dazugeben, abschmecken. Bei Bedarf passieren, damit keine Stückchen vorhanden sind. Kurz vor dem Servieren mit Kürbiskernöl beträufeln.

## Maronensuppe

*Zutaten (4 Portionen):*
¾ l Brühe, selbst zubereitet oder Fertigprodukt
400 g Maronen (frisch oder vorgegart und vakuumiert), geschnittene Stücke
2 EL (20 g) Butter oder Margarine
1 kleine rote Zwiebel, gewürfelt
etwas Salz, gemahlener Pfeffer, Thymian
½ Glas (100 ml) Apfelsaft
ca. 150 g Frischkäse, Vollfettstufe

*Zubereitung:*
Zwiebelwürfelchen in Butter glasig dünsten, Maronen und Brühe dazugeben und ca. 10 Minuten köcheln, dann abschmecken und mixen. Bei

Bedarf passieren, damit keine Stückchen vorhanden sind.
Apfelsaft und Frischkäse glatt rühren und je nach Wunsch vor dem Mixen unter die Suppe rühren oder nach dem Anrichten auf die portionierte Suppe geben.

*Variante:*
Kleingeschnittene Schinkenwürfelchen anrösten und kurz vor dem Mixen dazugeben.

## Avocadocremesuppe

*Zutaten (4 Portionen):*
¾ l Brühe, selbst zubereitet oder Fertigprodukt
2 Stück (ca. 400 g) Avocados
ca. 3 geh. EL (45 g) Mehl
4 EL (40 g) Butter oder Margarine
3 EL (45 ml) Schlagsahne, flüssig
etwas Zitronen- oder Limettensaft
etwas Salz, gemahlener Pfeffer, Tabasco oder Worcestersoße

*Zubereitung:*
Aus Mehl und Butter eine helle Einbrenne herstellen, mit Brühe und Sahne aufgießen, umrühren, Avocados herauslösen, in grobe Stücke schneiden, dazugeben und ca. 10 Minuten köcheln, dann abschmecken und mixen. Bei Bedarf passieren, damit keine Stückchen vorhanden sind.

## Kalbfleischcremesuppe

*Zutaten (4 Portionen):*
¾ l Brühe, selbst zubereitet oder Fertigprodukt
1 Becher (200 ml) Schlagsahne, flüssig
4 cl (40 ml) Weißwein
ca. 4–5 geh. EL (ca. 40–50 g) Mehl
4 EL (40 g) Butter oder Margarine
ca. 100 g gekochtes Kalbfleisch, fein geschnittene Würfelchen oder ha-

schiert
etwas Salz, gemahlener Pfeffer

*Zubereitung:*
Aus Mehl und Butter eine helle Einbrenne herstellen, mit Brühe, Sahne und Weißwein aufgießen, umrühren, gekochtes Kalbfleisch zugeben und ca. 10 Minuten köcheln, dann abschmecken und mixen. Bei Bedarf passieren, damit keine Stückchen vorhanden sind.

*Varianten:*
Gekochtes Hähnchenfleisch, gekochtes Rindfleisch.

## Amerikanische Thunfischsuppe

*Zutaten (4 Portionen):*
1 TL Zwiebelpulver oder ½ kleingeschnittene frische Zwiebel
4 EL (ca. 40 g) geschmolzene Butter oder Margarine
4–5 EL (40–50 g) Mehl
¾ l Brühe, selbst zubereitet oder Fertigprodukt
1 Glas (ca. 200 ml) Kokosmilch
1 Dose (200 g) abgetropfter, in Wasser konservierter Thunfisch
nach Wunsch etwas abgeriebene Zitronenschale, Zitronengras oder Ingwer
evtl. etwas Salz

*Zubereitung:*
Alle Zutaten in einen Mixer geben, mixen und unter ständigem Rühren im Topf erhitzen oder in der Mikrowelle erwärmen. Bei Bedarf passieren, damit keine Fasern vorhanden sind.

## Curry-Fisch-Cremesuppe

*Zutaten (4 Portionen):*
¼ l Milch
¾ l Brühe, selbst zubereitet oder Fertigprodukt

3–4 geh. EL (ca. 45–60 g) Mehl
4 EL (40 g) flüssige Butter
etwas Salz
Currypulver nach Geschmack
Paprikapulver, mild
Pfeffer, weiß, gemahlen
1 großes (ca. 200 g) gekochtes Fischfilet, z. B. Kabeljau (ohne Gräten!)

*Zubereitung:*
Milch, Mehl, Butter, Salz, Currypulver, Paprikapulver und gemahlenen Pfeffer gut verrühren, zusammen mit dem Fisch in einen Mixer geben, sehr fein mixen. In einen Topf gießen und bei geringer Hitze 10 Minuten unter ständigem Rühren köcheln, bis die Suppe gar ist, dann abschmecken. Bei Bedarf passieren, damit keine Fasern vorhanden sind.

## Gemüse-Kartoffel-Fleisch-Brei

*Zutaten (1 Portion):*
50–60 g Fleischpüree
150–200 g Gemüse (nährstoffreiche, gut verträgliche Sorten, wie: Karotten, Fenchel, Kohlrabi, Zucchini, Blumenkohl, Brokkoli, Pastinaken, Kürbis)
150–200 g Kartoffeln
50 ml Obstsaft (z. B. Apfelsaft)
1 EL (10 ml) Rapsöl
Brühe/Wasser zum Aufgießen

*Zubereitung:*
Das Gemüse gut waschen, klein schneiden und zusammen mit den geschälten und zerkleinerten Kartoffeln in wenig Wasser oder Brühe weich dünsten, Geben Sie nun das pürierte Fleisch hinzu und lassen das Ganze einmal aufkochen. Anschließend den Obstsaft dazugießen und alles nochmals pürieren. Zum Schluss das Pflanzenöl unterrühren und abschmecken.

# Soßen

## Helle Grundsoße (helle Mehlschwitze)

*Zutaten (ergibt ca. ½ Liter):*
3 EL (30 g) Butter oder Margarine
3–4 geh. EL (45–60 g) Mehl
ca. ½ l Flüssigkeit (Gemüsebrühe, Fleischbrühe, Hühnerbrühe oder Wasser)
Salz
Gewürze (Lorbeerblatt, Nelke ganz, Pfefferkörner)

*Zubereitung:*
Butter oder Margarine schmelzen lassen, Mehl dazugeben und unter ständigem Rühren anschwitzen, bis die Fett-Mehlmasse leicht schäumt. Mit Flüssigkeit peu à peu aufgießen, dabei immer wieder unter ständigem Rühren die Soße zum Kochen bringen. Gewürze zugeben und ca. 20–30 Minuten leise köcheln lassen.
Gewürze entnehmen.

*Varianten auf der Basis der hellen Grundsoße:*
Kräutersoße, Weißweinsoße, Zitronensoße, Senfsoße, Meerrettichsoße, Kapernsoße, Currysoße, Safransoße, Pilzsoße, leichte Tomatensoße, Käsesoße, Fischsoße.

*Zubereitung der Varianten:*
Gewünschte Zutaten zur Grundsoße geben und pürieren, evtl. passieren.

*Tipp:*
Anstelle von Brühe kann die Flüssigkeit auch mit Milch oder teilweise mit flüssiger Schlagsahne ersetzt werden.

## Dunkle Grundsoße (dunkle Mehlschwitze)

*Zutaten (ergibt ca. ½ Liter):*
4 EL (40 g) Butter oder Margarine
6–7 geh. EL (ca. 90–110 g) Mehl
ca. ½ l Flüssigkeit (Gemüsebrühe, Fleischbrühe, Hühnerbrühe oder Wasser)
Salz
Zwiebeln, fein gewürfelt
Karotte und Sellerie, fein gewürfelt
etwas Tomatenmark

*Zubereitung:*
Butter oder Margarine schmelzen lassen, Zwiebeln, Gemüse und Tomatenmark dazugeben und rösten. Mehl dazugeben und unter ständigem Rühren mitrösten. Mit Flüssigkeit peu à peu aufgießen, dabei immer wieder unter ständigem Rühren die Soße zum Kochen bringen. Ca. 20–30 Minuten leise köcheln lassen. Alles fein pürieren und evtl. passieren.

*Varianten auf der Basis der dunklen Grundsoße:*
Rotweinsoße, Burgundersoße, Worcestersoße, dunkle Senfsoße, Pfeffersoße, Zwiebelsoße, Specksoße

*Zubereitung der Varianten:*
Gewünschte Zutaten zur Grundsoße geben und pürieren, evtl. passieren.

*Tipp:*
Anstelle von Brühe kann die Flüssigkeit auch teilweise mit flüssiger Schlagsahne oder Milch ersetzt werden.

## Bratensoße

*Zutaten (ergibt ca. ½ Liter):*
ca. ½ l Bratenfond

20–30 g Speisestärke
etwas kaltes Wasser

*Zubereitung:*
Bratenfond aufkochen. Speisestärke mit etwas Wasser glatt rühren und in den kochenden Fond einrühren. Abschmecken. Soße durch ein Sieb passieren.

*Variante:*
Nach Bedarf mit Sahne, saurer Sahne oder Crème fraîche abschmecken.

## Schnelle Kräuter-Hollandaise-Soße

*Zutaten:*
100 g Butter
ca. 1 EL (15 ml) frisch gepresster Zitronensaft
etwas Dill, getrocknet
weißer Pfeffer, gemahlen
3 Eigelb, gründlich vom Eiweiß getrennt
1 EL fein gehackte, frische Petersilie

*Zubereitung:*
Butter mit Zitronensaft, Dill und Pfeffer in einem kleinen Kochtopf erhitzen, bis sich Bläschen bilden. Buttersoße langsam und unter ständigem Rühren mit einem Schneebesen in das Eigelb einrühren. Petersilie dazugeben. Durch ein Sieb drücken.

## Soße Alfredo

*Zutaten (ergibt ca. ½ Liter):*
125 g Butter oder Margarine
Knoblauchpulver oder 1 zerdrückte Knoblauchzehe
1 kleiner Becher (200 ml) Schlagsahne, flüssig
½ kleiner Becher (100 g) saure Sahne

Salz und Pfeffer (nach Geschmack)
6 EL (30 g) geriebener Parmesankäse

*Zubereitung:*
Butter schmelzen lassen, bei niedriger Hitze Knoblauch und beide Sahnesorten zugeben. Gut mischen, wahlweise mit Salz und Pfeffer abschmecken. Von der Herdplatte nehmen, Parmesan einrühren. Mixen.

*Anmerkung:*
Soße Alfredo eignet sich für im Mixgerät zerkleinertes Fleisch und Gemüse sowie für Kartoffelbrei.

## Tomatensoße

*Zutaten:*
2 Zwiebeln
2 EL Öl
800 g passierte Tomaten
Salz, Pfeffer, Zucker
2–4 EL Balsamicoessig
½ Bund frischer Oregano mit Küchengarn zusammengebunden oder 2 TL getrocknet

*Zubereitung:*
Zwiebel putzen, fein würfeln. Öl in einen Topf geben und erhitzen, Zwiebelwürfel im Öl glasig dünsten. Tomaten und Oregano zugeben. Mit Salz, Pfeffer, Zucker und Essig würzen. Soße 20–30 Minuten köcheln lassen. Oregano-Bund herausnehmen, abschmecken.

# Snacks/Desserts

## Karotten-Getreide-Saft

*Zutaten (1 Portion):*
1 Glas (200 ml) Karottensaft (Handelsware) oder aus frischen Karotten
2–3 geh. EL (ca. 10–15 g) Getreideflocken (Hafer, Reis, Dinkel)
1 EL (15 ml) Schlagsahne, flüssig
etwas Salz, etwas Zitronensaft
evtl. mit 1–2 TL geschmacksintensivem Öl anreichern

*Zubereitung:*
Alle Zutaten mixen und evtl. passieren.

## Tomatensaft mit Getreideflocken

*Zutaten (1 Portion):*
1 Glas (200 ml) Tomatensaft (Handelsware)
2–3 geh. EL (ca. 10–15 g) Getreideflocken (Hafer, Reis, Dinkel)
etwas Salz, gemahlener Pfeffer, Tabasco
evtl. mit 1–2 TL geschmacksintensivem Öl anreichern

*Zubereitung:*
Alle Zutaten mixen und evtl. passieren.

*Varianten:*
Wodka.

## Grüner Smoothie der Saison

*Zutaten (1 Portion):*
ca. 100 g gemischte Gemüsesorten
evtl. auch Kräuter wie Petersilie, Dill etc.
½ Glas (100 ml) Wasser oder Fruchtsaft

evtl. Salz, gemahlener Pfeffer, Zitronensaft
evtl. mit 1–2 TL geschmacksintensivem Öl anreichern

*Zubereitung:*
Alle Zutaten mixen und passieren, damit keine Stückchen vorhanden sind.

## Grüner Smoothie mit Spinat

*Zutaten (1 Portion):*
1 Handvoll (ca. 100 g) Baby-Blattspinat
½ kleine (60 g) Banane
ca. ½ Glas (100 ml) Wasser
evtl. Salz, gemahlener Pfeffer, Tabasco
evtl. mit 1–2 TL geschmacksintensivem Öl anreichern

*Zubereitung:*
Alle Zutaten mixen und passieren, damit keine Fasern vorhanden sind.

*Varianten:*
Anstelle von Baby-Blattspinat können sämtliche Blattsalate eingesetzt werden (Kopfsalat, Feldsalat, Chinakohl, Lollo Rosso, Endiviensalat, Portulak etc.).

## Grüner Smoothie mit Avocado

*Zutaten (1 Portion):*
½ (ca. 100 g) Avocado
½ Glas (100 ml) Grapefruitsaft ohne Fruchtfleisch
evtl. Salz, gemahlener Pfeffer, Zitronensaft
evtl. mit 1–2 TL geschmacksintensivem Öl anreichern

*Zubereitung:*
Alle Zutaten mixen und passieren, damit keine Stückchen vorhanden sind.

## Minze-Honigmelonen-Smoothie

*Zutaten (1 Portion):*
½ Glas (100 ml) Apfelsaft
1 Schnitz (ca. 100 g) Honigmelone (Fruchtfleisch)
einige frische Blättchen Minze
etwas Zucker
evtl. mit 1–2 TL geschmacksneutralem Öl anreichern

*Zubereitung:*
Alle Zutaten mixen und passieren, damit keine Frucht- und Minzstückchen vorhanden sind.

## Mango-Lassi

*Zutaten (2 Portionen):*
1 Mango, Fruchtfleisch gewürfelt
2 EL (30 ml) Zitronensaft
250 g Naturjoghurt, 3,5 % Fett
150 ml Milch

*Zubereitung:*
Alle Zutaten mixen und passieren, damit keine Stückchen vorhanden sind.

**Nützliche Hinweise zu Stufe 3**

- Stark dickflüssige Getränke/Flüssigkeiten können für erwachsene Dysphagie-Betroffene sein, wenn Flüssigkeiten der Stufen 0 bis 2 zu schnell fließen, um sicher geschluckt zu werden.
  Stark dickflüssige Speisen dieser Stufe sind adäquat für Menschen mit erheblichen Schmerzen oder Schwierigkeiten beim Kauen.
- Getränke/Flüssigkeiten der Stufen 0 bis 2 können mit der entsprechenden Menge Instant-Verdickungsmittel stark dickflüssig zube-

reitet werden (siehe ▶ Kap. 5.6). Beachten Sie dabei die Dosierempfehlungen der Hersteller.

- Stark dickflüssige Getränke/Flüssigkeiten sowie Speisen sollten fein püriert und absolut frei von jeglichen Stückchen oder Klümpchen sein. Die instabile Konsistenz ist vergleichbar mit einem Babybrei aus dem Glas für den 4. Monat oder einem glatt gerührten Naturjoghurt.
- Bei Konsistenzabweichungen passen Sie die Rezepturen jeweils durch Andicken oder Zugabe von Flüssigkeiten an, um die gewünschte Textur zu erreichen.
- Die Einteilung der Rezepte nach Frühstück, Mittag-/Abendessen sowie Snacks/Desserts erleichtert die Tagesplanung und sorgt für eine abwechslungsreiche Ernährung.

# Stufe 4 – Flüssigkeiten, extrem dickflüssig und Speisen, breiig püriert

## Frühstück

### Vanillepudding

*Zutaten (1 Portionen):*
250 ml Milch
½ Vanilleschote
1 EL (15 g) Speisestärke
1 EL (15 g) Zucker
1 Eigelb
1 Prise Salz

*Zubereitung:*
Vanilleschote längs halbieren und Mark herausschaben. Stärkemehl mit 2–3 EL Milch und dem Eigelb glatt rühren. Restliche Milch mit Vanillemark, den halbierten Vanilleschoten, Zucker und Salz zum Kochen bringen. Die angerührte Stärke-Ei-Mischung in die kochende Milch einrühren und kurz aufkochen lassen. Vanilleschoten entfernen. Warm genießen.

*Varianten:*
Mit Obstmus (z.B. Apfel, Mango, Dosenpfirsich, Beeren) in angepasster Konsistenz reichen.
Die Puddingsorten können mit Eischnee oder geschlagener Sahne der gewünschten Konsistenz angepasst werden.

Puddingpulver in verschiedenen Geschmacksvarianten (Erdbeere, Haselnuss etc.) anstelle Vanilleschote und Speisestärke verwenden.

*Tipp:*
Pudding in kleine Schälchen abfüllen, mit Klarsichtfolie direkt auf dem Gargut abdecken, kalt stellen und als Dessert oder süßen Snack genießen.

*Auf die Schnelle:*
Fertiges Puddingdessert aus dem Kühlregal.

## Grießbrei

*Zutaten (1 Portion):*
250 ml Milch 3,5 % Fett
20 g Weizengrieß
10 g Zucker (optional Vanillezucker)

*Zubereitung:*
Milch ankochen. Grieß und Zucker dazugeben, unter Rühren aufkochen und 10 Minuten in der Nachwärme quellen lassen.

*Varianten:*
Mit Obstmus (z. B. Apfel, Mango, Dosenpfirsich, Beeren) in angepasster Konsistenz.
Zimtpulver.

## Zwiebackbrei

*Zutaten (1 Portion):*
250 ml Milch
3–4 Stk. (30–40 g) Zwieback
Zucker nach Belieben

*Zubereitung:*
Zwieback in Stücke brechen. Milch ankochen. Zwiebackstücke dazugeben und unter Rühren aufkochen. Alles mixen. Abschmecken.

*Varianten:*
Mit Obstmus (z. B. Apfel, Mango, Dosenpfirsich, Beeren) in angepasster Konsistenz.

## Cornflakesbrei

*Zutaten (1 Portion):*
250 ml Milch
50 g Cornflakes
Zucker nach Belieben

*Zubereitung:*
Milch ankochen. Cornflakes dazugeben und unter Rühren aufkochen. Alles mixen. Abschmecken.

*Varianten:*
Mit Obstmus (z. B. Apfel, Mango, Dosenpfirsich, Beeren) in angepasster Konsistenz.

## Haferflockenbrei

*Zutaten (1 Portion):*
250 ml Milch 3,5 % Fett
20 g Haferflocken, Feinblatt
10 g Zucker

*Zubereitung:*
Milch ankochen. Haferflocken dazugeben und unter Rühren aufkochen. Topf von der Kochstelle nehmen und in der Nachwärme 5 Minuten quellen lassen. Alles mixen. Abschmecken.

*Varianten:*
Mit Obstmus (z. B. Apfel, Mango, Dosenpfirsich, Beeren) in angepasster Konsistenz und ohne Stücke/Kerne.
Zimtpulver.

## Früchte-Quarkspeise

*Zutaten (2 Portionen):*
ca. 100 g Obstmus Ihrer Wahl (Fertigprodukt oder siehe Rezept S. 67)
ca. 200 g Quark (jede Fettgehaltsstufe möglich)
1–2 EL (15–30 g) Zucker

*Zubereitung:*
Fertiges Obstmus mit Quark und Zucker glatt rühren. Je nach Bedarf mit etwas Flüssigkeit (z. B. Milch, Sahne, Saft) auf die gewünschte Konsistenz verdünnen oder mit Verdickungsmittel andicken.

## Obst-Getreidebrei

*Zutaten (2 Portionen):*
20 g Getreideflocken (Hafer-, Dinkel-, 5-Korn-Flocken)
120 g Obstmus nach Belieben (Fertigprodukt oder siehe Rezept S. 67)
250 ml Wasser
1 TL Rapsöl oder Butter
Zucker/Honig oder andere Süße nach Belieben

*Zubereitung:*
Wasser mit Getreideflocken kochen. Obstmus und Fett untermengen. Alles mixen. Abschmecken.

*Varianten:*
Nussmus, Vanille, Zimtpulver.

# Mittag-/Abendessen

## Basisrezept – Fleisch, püriert

*Zutaten (4 Portionen):*
500 g Fleisch roh oder 400 g Fleisch gekocht, geschmort oder gebraten
ca. 200 ml Flüssigkeit (Wasser, Gemüse- oder Fleischbrühe, Soße)
60 ml (4 EL) Schlagsahne
Salz und Pfeffer
Gewürze nach Wahl (Curry-, Paprika-, Pimentpulver etc.)

*Zubereitung:*
Rohes Fleisch leicht würzen und dann kochen, schmoren oder braten. Fertig gegartes Fleisch in kleine Stücke schneiden und mit der Flüssigkeit 2–3 Minuten sehr fein pürieren. Je feiner Sie das Fleisch schneiden desto besser lässt es sich mixen. Gegebenenfalls mit Salz und Gewürzen abschmecken. Je nach Bedarf mit etwas Flüssigkeit auf die gewünschte Konsistenz verdünnen.

*Varianten:*
Je nach Wunsch, z. B. Kalb-, Rind-, Schweine-, Kaninchen-, Hühnerfleisch
Je nach Fleischsorte mit Weißwein, Rotwein, Cognac oder Zitronenabrieb verfeinern.

## Basisrezept – Fisch, püriert

*Zutaten (2 Portionen):*
2 Stück (ca. 300 g) Fischfilet (geeignet: Kabeljau, Rotbarsch, Lachs, Forelle)
1 EL (15 g) Mehl
1–2 EL Öl
etwas Zitronensaft
Salz, gemahlener weißer Pfeffer
50 ml warme Flüssigkeit (Wasser, Brühe, Soße)

*Zubereitung:*
Fischfilet waschen, trocken tupfen, sichtbare Gräten entfernen und grob würfeln. Mit Zitronensaft die Fischwürfel beträufeln, salzen und pfeffern. Anschließend mit einem Sieb das Mehl über die Würfel stäuben. Öl in einer Pfanne erhitzen und die Fischwürfel darin etwa 7 Minuten leicht goldbraun braten. Fischwürfel mit Flüssigkeit mixen.

*Auf die Schnelle:*
Fisch-Convenience nach Packungsanleitung zubereiten. Mit etwas Flüssigkeit (Wasser, Brühe, Schlagsahne) konsistenzangepasst fein mixen.

## Basisrezept – Gemüse, püriert

*Zutaten (2–3 Portionen):*
500 g Gemüse
½ Zwiebel, fein gewürfelt
1–2 EL Butter oder Olivenöl (optional)
Salz und Pfeffer nach Geschmack
Wasser oder Gemüsebrühe (nach Bedarf)
Gewürze oder Kräuter nach Wahl (z. B. Muskatnuss, Thymian, Petersilie, Paprika-, Currypulver)

*Zubereitung:*
Gemüse gründlich waschen, schälen (falls notwendig) und in gleichmäßige Stücke schneiden. Gemüse und Zwiebel in einem Topf mit Fett anschwitzen, mit Flüssigkeit aufgießen. Je nach Gemüsesorte 10–15 Minuten mit geschlossenem Deckel garen. Mit Salz, Kräutern und Gewürzen abschmecken. Das Gemüse abgießen und dabei die Kochflüssigkeit auffangen. Gegartes Gemüse in Küchenmaschine oder Mixer geben und ca. 2 Minuten pürieren. Faserhaltiges Gemüsepüree nochmals mit einem Sieb passieren. Je nach Bedarf mit der aufgefangenen Kochflüssigkeit auf die gewünschte Konsistenz verdünnen. Das Gemüsepüree kann als Beilage, Basis für andere Gerichte oder sogar als leichte Hauptspeise genossen werden.

*Varianten:*
Auberginen, Blumenkohl, Brokkoli, Karotten, Kohlrabi, Kürbis, Schwarzwurzeln, Knollensellerie, Spinat, weiße Rübchen, Zucchini, zarte Erbsen, junge feine Brechbohnen, Rosenkohl, Spargelköpfe, Paprika, Süßkartoffel.

Faserhaltige Gemüsesorten: Bohnenkerne (Kidneybohnen, weiße Bohnen), Fenchel, Lauch, Linsen, Gemüsemais, Stangensellerie, Spargel im Ganzen, Wirsing.

Alle frischen Gemüsesorten können durch tiefgefrorene Ware ersetzt werden.

*Tipp:*
Das aufgefangene Gemüsewasser in heiß ausgespülte Flaschen oder Gläser abfüllen. Dieses eignet sich sehr gut zur Weiterverarbeitung für Suppen, Soßen oder auch zur Anpassung für optimale Konsistenzen weiterer Speisen.

Das Gemüsepüree kann in einem luftdichten Behälter im Kühlschrank oder im Tiefkühler aufbewahrt werden und eignet sich gut zum Aufwärmen.

## Bohnenpüree

*Zutaten (2 Portionen):*
250 g »junge feine« Brechbohnen (Frischware oder Tiefkühl)
1 kleine Zwiebel, fein gewürfelt
1–2 EL Butter oder Rapsöl
Salz und Pfeffer nach Geschmack
etwas Bohnenkraut
100 ml Wasser oder Gemüsebrühe

*Zubereitung:*
Für die Bohnen die Zwiebel im Fett glasig dünsten, Bohnen und Gewürze dazugeben. Mit wenig Wasser (50–100 ml) aufgießen und mit geschlossenem Deckel weich garen. Fein mixen.

## Möhren-Orangenpüree

*Zutaten (2–3 Portionen):*
ca. 4–5 mittelgroße (400 g) Karotten
100 ml Wasser
50 ml Schlagsahne
50 ml Orangensaft
2 EL (30 g) Butter
etwas Salz, Kardamom gemahlen, etwas Cayennepfeffer

*Zubereitung:*
Karotten waschen, schälen und würfeln. Flüssigkeiten (Wasser, Schlagsahne, Orangensaft) in einen Topf geben, aufkochen, Karottenwürfel zugeben und 10–15 Minuten im geschlossenen Topf weich garen. Karotten fein pürieren. Butter hinzugeben, mit Gewürzen abschmecken.

*Varianten:*
1–2 getrocknete Backpflaumen oder getrocknete Aprikosen oder 2 EL Rosinen vor dem Pürieren dazugeben. Gegebenenfalls durch ein Sieb passieren.

## Gemüseflan

*Zutaten (4 Portionen):*
1–2 EL (10–20 g) Butter
300 g Gemüse nach Wahl (Karotten, Fenchel, Kohlrabi, Zucchini, Blumenkohl, Brokkoli, Pastinaken, Kürbis)
2 Zwiebeln, gewürfelt
200 ml Schlagsahne
4 Eier
Salz, Pfeffer
Prise Zucker

*Zubereitung:*
4 ofenfeste Förmchen (Ø 10 cm) etwas ausfetten. Das Gemüse putzen,

klein schneiden und in Salzwasser weich garen. Für das Gemüse die Zwiebel im Fett glasig dünsten, Gemüse dazugeben. Mit Salz, Pfeffer und Prise Zucker abschmecken. Alles mit der Schlagsahne fein mixen. Gemüsepüree durch ein Sieb streichen. Eier mit Schneebesen oder Handrührgerät unterrühren. Die Masse zu ⅔ in die Förmchen geben und im Wasserbad zugedeckt 40–45 Minuten langsam stocken lassen. Flan auf einen Teller stürzen und servieren.

## Soße

Soßenrezepte siehe Rezeptsammlung, Stufe 3.

Soßen für diese Konsistenzstufe pastenartig andicken. Andickungsmöglichkeiten siehe ▶ Kap. 5.6.

## Beilage

## Cremige Käsespätzle, püriert

*Zutaten (1–2 Portion):*
1 EL (10 g) Butter
½ Zwiebel, gewürfelt
250 g Spätzle, zubereitete
750 ml Brühe
125 ml Sahne
2 EL fein geriebenen Käse
Salz, Pfeffer, Muskat

*Zubereitung:*
Butter in einer Pfanne zerlassen, Zwiebeln kurz darin glasig andünsten. Spätzle dazugeben und kurz in der Pfanne schwenken. Mit Brühe und

Sahne aufgießen, weich garen. Käse untermengen. Alles fein pürieren. Bei Bedarf Flüssigkeit zugeben. Abschmecken.

*Tipp:*
Als Sättigungsbeilage oder als Hauptgericht bspw. mit Eisportionierer oder Spritzbeutel angerichtet servieren. Dazu passt Bratensoße.

## Kartoffelpüree/Süßkartoffelpüree

*Zutaten (1 Portion):*
300 g (Süß-)Kartoffeln
1 kleine Tasse (100 ml) Milch (Flüssigkeit kann bei Bedarf erhöht werden)
etwas Salz, Muskatnuss gerieben
1–2 EL (10–20 g) zerlassene Butter

*Zubereitung:*
Kartoffeln schälen, in wenig Salzwasser oder Dampf garen. Durch eine Kartoffelpresse oder in einen Kartoffelstampfer geben und sehr fein pressen, mit Schneebesen zu einer glatten Masse verarbeiten. Heiße Milch, zerlassener Butter und Muskatnuss dazugeben, nochmals glattrühren.

*Varianten:*
Fein püriertes Selleriepüree, Pastinakenpüree, Erbsenpüree, Karottenpüree, Kürbispüree, Rote Bete püriert, Avocadomus oder andere Gemüsepüreesorten bringen Abwechslung und Farbe.
Auch sehr fein geriebener Meerrettich oder sehr fein gehackte Kräuter sind möglich.

*Tipp:*
Sie können statt Milch auch Schlagsahne, eine Brühe Ihrer Wahl oder Gemüsesäfte verwenden.

## Kartoffelpüree/Süßkartoffelpüree mit Ei

*Zutaten (1 Portion):*
300 g (Süß-)Kartoffeln, roh, mit Schale
½ kleine Tasse (50 ml) Milch (Flüssigkeit kann bei Bedarf erhöht werden)
1 frisches Ei, roh
etwas Salz, Muskatnuss gerieben
1–2 EL (10–20 g) zerlassene Butter

*Zubereitung:*
Kartoffeln schälen, in wenig Salzwasser oder Dampf garen. Durch eine Kartoffelpresse oder in einen Kartoffelstampfer geben und sehr fein pressen, mit Schneebesen zu einer glatten Masse verarbeiten. Heiße Milch, zerlassener Butter und Muskatnuss dazugeben, nochmals glatt rühren. Zuletzt das Ei verquirlen und kurz vor dem Verzehr unterrühren.

*Tipp:*
Sie können statt Milch auch Schlagsahne oder eine Brühe Ihrer Wahl verwenden.

## Kartoffel-Karottenmus

*Zutaten (4 Portionen):*
ca. 4–5 mittelgroße (500 g) Karotten, roh
ca. 5 mittelgroße (500 g) Kartoffeln, roh
ca. 2 kleine Tassen (200–250 ml) Flüssigkeit (Milch, Schlagsahne, flüssig, Brühe oder Wasser)
1 Ei
4 EL (40 g) Butter
etwas Salz, Muskatnuss gerieben

*Zubereitung:*
Karotten und Kartoffeln waschen, schälen und zerkleinern. Die so vorbereiteten Karotten und Kartoffeln in der Flüssigkeit weich kochen, fein

pürieren. Ei und Butter dazugeben, zu einem feinen Brei verarbeiten, mit Salz und etwas Muskat abschmecken.

*Varianten:*
Sie können statt Karotten auch Erbsen, Sellerie, Brechbohnen, Brokkoli oder Blumenkohl verwenden.

## Cremige Polenta

*Zutaten (4 Portionen):*
7 EL (70 g) feine Polenta (Maisgrieß)
600 ml Flüssigkeit (Milch, Schlagsahne, flüssig, Brühe oder Wasser)
evtl. kleine Knoblauchzehe, Thymianzweig
etwas Salz, Muskatnuss gerieben
1–2 EL (10–20 g) zerlassene Butter
oder 1–2 EL (15–30 ml) Olivenöl

*Zubereitung:*
Flüssigkeit mit Knoblauchzehe und Thymianzweig erhitzen, Polenta einrühren, kurz aufkochen und langsam quellen lassen. Knoblauch und Thymian entfernen, zerlassene Butter oder Olivenöl unterziehen.

*Tipp:*
Geriebener Parmesan und Schmelzkäse passen hervorragend zu Polenta. Käse unter die fertige Polenta geben.

## Spätzle-Pastinakencreme

*Zutaten (4 Portionen):*
400 g Mehl (Type 405)
4 Eier
1–2 TL Salz
100–150 ml Wasser, lauwarm
etwas Butter, Sahne
200 g Pastinakenpüree (siehe Stufe 4 »Basisrezept – Gemüse, püriert«)

*Zubereitung:*
Mehl, Eier, Salz und Wasser mischen. So lange den Teig schlagen, bis die Masse glatt ist und zäh vom Löffel gleitet, ohne zu reißen.
In einem Topf 2–3 l Salzwasser aufkochen. Den Spätzleteig löffelweise auf ein Spätzlebrett geben und mit dem Spätzleschaber kleine Teigstücke in das kochende Wasser schaben. Alternativ Spätzlereibe oder Flotte Lotte nehmen. Spätzle mit einer Schöpfkelle herausnehmen, wenn sie an die Oberfläche kommen. Spätzle und Pastinakenpüree mit etwas Butter und Sahne fein mixen. Abschmecken.

## Gefüllte Tortellini, püriert

*Zutaten (1 Portion):*
250 g Tortellini (Fertigprodukt, vorgegart)
reichlich Brühe

*Zubereitung:*
Tortellini nach Packungsangabe in Salzwasser garziehen lassen, mit Schöpfkelle herausnehmen, grob zerkleinern und in einen Mixbecher geben. Brühe angießen, bis die Tortellini bedeckt sind und mit dem Pürierstab fein mixen. Dabei mit Brühe aufgießen, bis die passende Konsistenz erreicht ist.

## Maultaschen, püriert

*Zutaten:*
Maultaschen (selbst hergestellt oder Fertigprodukt)
reichlich Brühe

*Zubereitung:*
Maultaschen in der Brühe ca. 10 Minuten garziehen lassen, herausnehmen, klein schneiden und in einen Mixbecher geben. Brühflüssigkeit angießen, bis die Maultaschen bedeckt sind und mit dem Pürierstab fein mixen. Dabei mit Flüssigkeit aufgießen, bis die passende Konsistenz erreicht ist.

# Hauptgerichte

## Möhren-Eier-Creme

*Zutaten (1 Portion):*
ca. 2 mittelgroße (200 g) Karotten
3 Eier
2–3 EL (30–45 ml) Milch oder Schlagsahne, flüssig
etwas Zwiebel, fein gewürfelt
1 EL (10 g) zerlassene Butter
1 EL (10 g) Mehl
etwas Salz
gemahlener Pfeffer oder Muskatnuss, gerieben

*Zubereitung:*
Karotten schälen, klein schneiden und in wenig Flüssigkeit garen. Alle Zutaten in den Mixer geben und mixen. In eine ausgefettete, feuerfeste Schale füllen und im Wasserbad zugedeckt langsam stocken lassen. Oder im vorgewärmten Backofen 45 Minuten lang bei 175 °C backen. Fertiges Gericht auf einen Teller stürzen und garnieren.

*Varianten:*
Statt Karotten können Sie andere Gemüsesorten (Spinat, Sellerie, Kohlrabi etc.) verwenden.

*Tipp:*
Dazu passt Kartoffelpüree und Bratensoße.

## Schneller Gemüse-Fleischtopf

*Zutaten (4 Portionen):*
500 g Fleisch roh oder 400 g gekocht
½ l Flüssigkeit (Gemüsebrühe, Fleischbrühe, Hühnerbrühe oder Wasser)
ca. 250 g gekochtes Gemüse nach Wahl

ca. 250 g gekochte Kartoffeln
Salz, Gewürze nach Wahl

*Zubereitung:*
Gegartes Fleisch in kleine Stücke schneiden und mit etwas Flüssigkeit sehr fein mixen.
Je feiner Sie das Fleisch schneiden desto besser lässt es sich später mixen.
Restliche Zutaten und Gewürze zugeben und fein mixen, erhitzen.

*Varianten:*
Fleisch z.B. vom Kalb, Rind, Schwein, Huhn, Lamm, Hammel oder Kaninchen.

## Käse-Fenchel-Topf

*Zutaten (2 Portionen):*
250 g Fenchelknolle
120 g (2 Stück) Kartoffeln
2 Knoblauchzehen
2 EL (20 ml) Öl
1 EL (15 g) Mehl
50 ml trockener Weißwein
400 ml Gemüsebrühe (instant)
200 g Weichkäse (Camembert)
100 ml Schlagsahne
Salz, Pfeffer, geriebene Muskatnuss
1 EL Dillspitzen

*Zubereitung:*
Kartoffeln schälen, würfeln, in der Gemüsebrühe weich garen, danach abgießen und dabei das Kartoffel-Gemüsebrühwasser auffangen. Fenchel waschen, putzen, Strunk entfernen und in feine Streifen schneiden. Knoblauchzehen abziehen und fein hacken. Fenchel und Knoblauch im heißen Öl in einem Topf andünsten. Mehl darüber stäuben und ca. 1 Minute unter Rühren dünsten. Mit Wein, Sahne und Kartoffel-Gemüse-

brühwasser aufgießen, 10 Minuten kochen, ab und zu umrühren. Käse entrinden, würfeln und mit den Kartoffeln zu dem Fenchel geben. Mit Salz, Pfeffer, Muskat und Dill würzen. Alles mixen. Abschmecken.

## Snacks/Desserts

### Obstmus

*Zutaten:*
6 Stück (ca. 600 g) Frischobst, gewaschen, geschält, in kleine Stücke geschnitten
3–4 EL (45–60 g) Zucker
1–2 kleine Tassen (100–200 ml) Wasser oder Fruchtsaft
Gewürze nach Wahl

*Zubereitung:*
Wasser/Fruchtsaft in einen Topf geben, Deckel aufsetzen und aufkochen lassen. Vorbereitetes Obst in die kochende Flüssigkeit geben, Zucker und Gewürze hineingeben und im verschlossenen Topf weich garen. Flüssigkeit abgießen und dabei auffangen. Obst fein pürieren. Obst mit Fasern und Kernen noch anschließend durch ein Sieb streichen.

*Varianten:*
Sehr gut geeignet: Apfel, Aprikose, Birne, Pfirsich, Pflaume
Faserreiche Obstsorten: Ananas, Mandarine, Orange, Rhabarber, Mango
Mit Kerne: Beerenfrüchte wie Brombeeren, Erdbeeren und Himbeeren

Je nach Obstsorte Weißwein, Rotwein, Portwein, Rum, Zitronen-, Limetten- oder Orangensaft hinzufügen.

Geeignete Gewürze: Vanillezucker oder -schote, Zimtpulver oder -stange, Nelkenblüte oder -pulver, Sternanis, Ingwer.

*Tipps:*
Das aufgefangene Obstwasser in heiß ausgespülte Flaschen oder Gläser abfüllen. Dieses eignet sich sehr gut zur Weiterverarbeitung für Kaltschalen, Gelees, kalorienhaltige Getränke (Saft, Tee, Punsch, Smoothies) oder zur Anpassung für optimale Konsistenzen weiterer Speisen (Getreidebreie).

Das Obstpüree in einem luftdichten Behälter im Kühlschrank oder Tiefkühler aufbewahren oder einkochen.

Viele Früchte, wie z. B. Beeren, Banane, Avocado, Melone lassen sich, am besten mit einem Spritzer Zitrone, auch sehr gut kalt pürieren.

## Fruchtsahne

*Zutaten (1 Portion):*
ca. 100 g Obstmus Ihrer Wahl (siehe Stufe 4 »Obstmus«)
1–2 EL (15–30 ml) Schlagsahne, flüssig
1 EL (15 g) Zucker

*Zubereitung:*
Obstmus bereitstellen. Sahne mit Zucker sehr steif schlagen und unter das Fruchtpüree ziehen.
Möglichst kurz vor dem Verzehr zubereiten.

## Frucht-Creme mit Ei

*Zutaten (4 Portionen):*
2 kleine Tassen (200 ml) Milch
100 g Obstmus Ihrer Wahl (siehe Stufe 4 »Obstmus«)
4 EL (60 g) Zucker oder Honig
6 Eier

*Zubereitung:*
Alle Zutaten gut mixen und in vier feuerfeste Förmchen verteilen. Diese in ein Wasserbad stellen. Bei mittlerer Stufe (175 °C) im Backofen 1 Stunde lang backen. Garprobe: Kleines Messer in die Mitte einstechen.

Wenn das Messer ohne Widerstand herausziehbar ist, ist das Gericht fertig. Dieses aus dem Wasserbad nehmen und auf einem Gitter abkühlen lassen.

## Marmorierte Mascarponecreme

*Zutaten (4 Portionen):*
250 g Mascarpone
2 geh. EL (50 g) Quark
100 ml Schlagsahne
1 EL (15 ml) Zitronensaft
50 g Puderzucker
1 TL Vanillepaste oder Vanilleschotenextrakt
300 g Erdbeeren oder Mango (frisch oder aufgetaute Tiefkühlware)

*Zubereitung:*
Mascarpone, Quark, Zitronensaft und Zucker klümpchenfrei verrühren. Sahne steif schlagen und vorsichtig unterheben. Obst pürieren und durch ein Sieb passieren. Fruchtpüree vorsichtig mit einer Gabel unter die Mascarponecreme rühren, sodass dabei ein marmoriertes Muster entsteht. Abfüllen.

## Weiße Schokoladencreme

*Zutaten (4 Portionen):*
125 g weiße Schokolade, gehackt
optional 1 cl (10 ml) Orangen- oder Mandellikör
200 g Schlagsahne
10 g Zucker
1 Päckchen Vanillezucker
250 g Joghurt, 3,5 % Fett

*Zubereitung:*
Gehackte Schokolade mit dem Likör in einer Schüssel über einem heißen Wasserbad schmelzen und abkühlen lassen. Sahne mit Zucker und Vanillezucker steif schlagen. Den Joghurt löffelweise unter die abgekühlte,

noch flüssig-cremige Schokolade rühren. Zum Schluss die geschlagene Sahne langsam unterheben. Creme in 4 Dessertschälchen einfüllen, 1 bis 2 Stunden kalt stellen und genießen.

## Vanille-Quarkcreme

*Zutaten (6 Portionen):*
500 ml Vollmilch
1 Päckchen Vanillepuddingpulver
25 g Zucker
250 g Naturquark, glatt gerührt
optional Mark von ½ Vanilleschote

*Zubereitung:*
Aus Milch, Puddingpulver, Zucker, Vanillezucker und Vanillemark einen Vanillepudding zubereiten. Mit Klarsichtfolie auf dem Gargut bedeckt abkühlen lassen. Pudding mit Pürierstab kurz glatt pürieren und portionsweise unter den Quark rühren. Abfüllen, kaltstellen und bei Bedarf servieren.

## Weißweincreme

*Zutaten (4 Portionen):*
4 Eier, getrennt
100 g Zucker
6 Blatt Gelatine
oder Supplement Verdickungsmittel, Menge laut Produkthinweis
4 EL (60 ml) Wasser
1 Glas (150 ml) Weißwein
Saft von 3 Zitronen
200 ml Schlagsahne, flüssig

*Zubereitung:*
Gelatine in kaltem Wasser einweichen. Eigelb mit Zucker schaumig schlagen. Wasser erwärmen, die gut ausgedrückte Gelatine darin auflösen,

langsam unter die Eiermasse rühren. Weißwein und Zitronensaft zugeben und kaltstellen. Sahne sehr steif schlagen und vorsichtig unter die abgekühlte Eiermasse ziehen. Zuletzt Eiweiß sehr steif schlagen und unterziehen. Portionieren und kaltstellen.

**Nützliche Hinweise zu Stufe 4**

- Lebensmittel dieser Stufe sind für Menschen mit sehr starken Schluckproblemen geeignet. Sie helfen, wenn es schwerfällt, das Essen durch Kauen und Zerkleinern im Mund so vorzubereiten, dass es gut geschluckt werden kann.
- Getränke/Flüssigkeiten der Stufen 0 bis 3 können mit der entsprechenden Menge Instant-Verdickungsmittel extrem dickflüssig/breiig püriert zubereitet werden (siehe ▸ Kap. 5.6). Beachten Sie dabei die Dosierempfehlungen der Hersteller.
- Die stabile Konsistenz und das vollständige Frei-sein von jeglichen Stückchen oder Fasern der Getränke/Flüssigkeiten sowie der Speisen. ermöglichen ein ansprechendes Anrichten, bspw. mit Löffel als Nocken oder als Kugel mit Eisportionierer oder schön aufgespritzt mit einem Spritzbeutel.
- Bei Konsistenzabweichungen der Rezepturen passen Sie diese jeweils durch Andicken oder Zugabe von Flüssigkeiten an, um die gewünschte Textur zu erreichen.
- Die Einteilung der Rezepte nach Frühstück, Mittag-/Abendessen sowie Snacks/Desserts erleichtert die Tagesplanung und sorgt für eine abwechslungsreiche Ernährung.

**Mögliche Menü-Ideen:**

- Rinderroulade, fein passiert, Bratensoße, Rotkohlpüree, Kartoffelpüree
- Tafelspitz fein passiert, Meerrettichsoße, Kartoffel-Karottenmus
- Schweinebraten passiert, Biersoße, Polentacreme
- Seelachsfilet gebraten und passiert, Dillsoße, Brokkolipüree, Kartoffelpüree

- Käse-Tortellini püriert an Tomatensoße, Kaisergemüsepüree
- Pilzmaultaschen püriert an Steinpilzrahmsoße, Zucchinipüree
- Käsespätzlepüree an Bratensoße

# Stufe 5 – Speisen, zerkleinert und durchfeuchtet

## Frühstück

### Breie

Rezepte siehe Stufe 3, Frühstück.
Rezepte siehe Stufe 4, Frühstück.
Konsistenz anpassen. Breie können kleine Stückchen/Partikel enthalten, die sich leicht mit der Zunge am Gaumen zerdrücken lassen.

### Schluckkostbrot

Rezeptvarianten siehe Schluckkostbrot.

### Aufstriche

### Fruchtiger Frischkäse-Pistazienaufstrich

*Zutaten:*
300 g Mango (reif), gewürfelt
200 g Frischkäse
50 g Pistazienmus
1 TL Zitronenabrieb

*Zubereitung:*
Mango mit Zitronenabrieb fein pürieren. Mango mit restlichen Zutaten mit Schneebesen oder Handrührgerät cremig verrühren.

## Nussmus

*Zutaten:*
200 g Nüsse nach Wahl, geröstet und abgekühlt
1–2 TL Öl (Walnuss-, Haselnuss-, Rapsöl)

*Zubereitung:*
Geröstete Nüsse und Öl mit einem Multifunktionszerkleinerer oder Universalküchenmaschine mixen, bis eine streichfähige Paste entsteht. Creme zur Aufbewahrung in ein sauberes Schraubglas füllen und kalt stellen.

## Pikante Quarkzubereitungen

*Zutaten:*
Speisequark
etwas Salz
sehr fein gehackte Kräuter (Petersilie, Dill, Kerbel, Schnittlauch etc.)
oder Gewürze nach Wahl (gemahlener Pfeffer, Paprikapulver, Kümmelpulver, Currypulver)
oder Tomatensaft, Tomatenpüree, Tomaten
oder sehr fein geriebener Meerrettich

*Zubereitung:*
Gewünschte Zutaten vermengen und mit der erforderlichen Flüssigkeitsmenge glatt rühren.
Bis zum Verzehr kühl stellen.

*Je nach erforderlicher Konsistenz:*
Milch, Schlagsahne, Sauerrahm, Crème fraîche.

*Tipp:*
Anstelle von Kräuterquark können Sie auch Frischkäse oder Schmelzkäse verwenden.
Den Einsatz von Hüttenkäse individuell prüfen.

## Tomaten-Frischkäseaufstrich

*Zutaten:*
200 g Frischkäse
2 getrocknete Tomaten, in Öl eingelegt
2 TL (10 g) Tomatenmark
1 Knoblauchzehe
Salz, Pfeffer
Prise Zucker

*Zubereitung:*
Getrocknete Tomaten und Knoblauch grob klein schneiden und mit den restlichen Zutaten fein mixen.

## Schinkencreme

*Zutaten:*
200 g Doppelrahmfrischkäse
200 g gegarter Schinken oder Paprika-Putenschinken
1–2 EL Öl/Schlagsahne

*Zubereitung:*
Schinken klein würfeln und zusammen mit Frischkäse und Öl/Sahne mit dem Pürierstab fein pürieren.

## Pikante Eiercreme

*Zutaten (6 Portionen):*
100 g Doppelrahmfrischkäse oder Schmand

6 Eier, hart gekocht, gehackt und durch ein Sieb gestrichen
250 g Butter, weich
Salz
1 TL (5 g) mittelscharfer Senf
40 g Kapern, klein
3 EL (45 ml) Kapernsud
1 TL (5 g) sehr fein gehackte Kräuter (Petersilie, Dill, Kerbel, Schnittlauch etc.)
oder Gewürze nach Wahl (gemahlener Pfeffer, Paprikapulver, Kümmelpulver, Currypulver)

*Zubereitung:*
Gewünschte Zutaten vermengen, mixen und mit der erforderlichen Flüssigkeitsmenge glatt rühren. Bis zum Verzehr kühl stellen.

## Fischcreme

*Zutaten (2 Portionen):*
100 g Fisch (siehe unten stehend *Fischvarianten*)
125 g Speisequark oder Frischkäse oder Schmelzkäse (alle Fettstufen möglich)
etwas Salz, Pfeffer
2 TL (10 ml) Zitronensaft
Gewürze nach Wahl (Paprika-, Kümmel-, Currypulver, Meerrettich, Dill, Senf)

*Zubereitung:*
Fisch mit etwas Flüssigkeit sehr fein pürieren, evtl. passieren.
Restliche Zutaten vermengen und mit der erforderlichen Flüssigkeitsmenge glatt rühren.
Abschmecken. Bis zum Verzehr kühl stellen.

*Je nach erforderlicher Konsistenz:*
Milch, Schlagsahne, Sauerrahm, Crème fraîche.

*Fischvarianten:*
Geräuchertes Forellen-/Makrelenfilet, geräucherter Lachs, Thunfisch aus der Dose, Matjesfilet, einfach gekochter Fisch, Sardellenpaste (aus der Tube oder mit etwas Öl fein pürierte Sardellenfilets), Kaviar/Kaviarersatz.

# Mittag-/Abendessen

## Soße

Rezepte siehe Stufe 3
  Soßen für diese Konsistenzstufe pastenartig andicken.
  Andickungsmöglichkeiten siehe ► Kap. 5.6.

## Eierstich

*Zutaten (1 Portion):*
2–3 Eier
etwas Salz
Gewürze (gemahlener Pfeffer, Muskatnuss gerieben, evtl. Kräuter)
3 EL (45 ml) Flüssigkeit (Schlagsahne, Milch, Brühe oder Wasser)

*Zubereitung:*
Alle Zutaten glatt rühren. Flüssige Eimasse in eine, mit kaltem Wasser ausgespülte, hitzebeständige Form geben und im Wasserbad stocken lassen.
Ideal auch für die Mikrowelle geeignet.

## Pochiertes Ei

*Zutaten (1 Portion):*
2–3 Eier

Gewürze (Lorbeerblatt, Nelke, ganz, Pfefferkörner)
evtl. 1 Zwiebel
2–3 EL (ca. 45 ml) Essigessenz

*Zubereitung:*
In einem kleinen Topf Gewürze, Zwiebel und Essigessenz in ca. ½ l Wasser zum Kochen bringen, Eier vorsichtig aus der Schale lösen und direkt in das Essigwasser geben.
Langsam garziehen lassen (Essigwasser soll nicht mehr sprudelnd kochen). Das Eiklar evtl. vorsichtig mit einem Esslöffel um das Eigelb legen.
Geeignete Soßen dazu siehe Stufe 3.

## Spinatsoufflé

*Zutaten (2 Portionen):*
3 EL (30 g) Butter
3 EL (30 g) Mehl
½ kleine Tasse (ca. 50 ml) Milch
500 g Tiefkühlspinat, gehackt, gekocht und abgetropft
etwas Zwiebelpulver
Muskatnuss gerieben
schwarzer Pfeffer (gemahlen) nach Belieben
6 Eiweiß
3 EL (45 g) Parmesankäse

*Zubereitung:*
Butter in einer kleinen Pfanne zerlassen. Mehl einrühren, bis die Masse glatt und voller Blasen ist. Von der Kochstelle nehmen und die Milch allmählich einrühren. Wieder auf den Herd stellen und unter ständigem Rühren zum Kochen bringen. 1 Minute kochen. Von der Kochstelle nehmen und Spinat, Zwiebelpulver, Muskat und Pfeffer einrühren. Eiweiß steif schlagen, vorsichtig unter die Spinatmischung ziehen. In eine kleine Auflaufform gießen. Mit Parmesankäse bestreuen. 35 Minuten bei 175 °C backen.

## Weiße Bohnen-Püree

*Zutaten (4 Portionen):*
1 kg Kartoffeln
60 g Butter
2 EL (30 ml) Milch oder Sahne
½ TL Rosmarin gemahlen
400 g Canellini- oder dicke weiße Bohnen aus der Dose
Salz

*Zubereitung:*
Kartoffeln schälen, in Salzwasser gar kochen, dann abgießen. Bei niedriger Temperatur Butter, Milch oder Sahne, Rosmarin und Salz hinzufügen und zerstampfen. Bohnen abgespült und abgetropft dazugeben und pürieren. Mit Butter verfeinern.

*Tipp:*
Passt zu Geflügel und Fisch.

## Salat aus gegartem Gemüse

*Zutaten:*
Gemüse, sowie Gewürze/Kräuter nach Wahl
ca. 500 ml Wasser
Salz
*Zutaten für die Marinade:*
1–2 EL Essig oder Zitronensaft
2–3 EL aufgefangenes Gemüsebrühwasser
Salz, Zucker
2–3 EL Öl

*Zubereitung:*
Wasser mit Salz aufkochen. Geputztes und klein geschnittenes Gemüse und Gewürze/Kräuter hinzugeben, ca. 10–15 Minuten im geschlossenem Topf weich kochen. Kräuter/Gewürze entfernen, Gemüse abgießen, Ge-

müsewasser dabei auffangen. Für die Marinade das Gemüsebrühwasser mit Essig, Öl, Salz und Zucker kräftig verrühren und über das warme Gemüse geben, leicht vermengen, durchziehen lassen. Abschmecken. Pürieren. Mit Andickungspulver in die passende Konsistenz bringen.

*Varianten:*

| | |
|---|---|
| Spargelsalat: | 750 g Spargel geputzt, in 2–3 cm lange Stücke, Petersilie |
| Bohnensalat: | 750 g Brechbohnen geputzt, entfädelt, in 2–3 cm lange Stücke, Bohnenkraut, Zwiebelwürfel |
| Rote Bete-Salat: | 750 g rote Rüben, Zwiebelwürfel, Meerrettich |
| Selleriesalat: | 1 kg Sellerie, in Würfel geschnitten, Schnittlauch |
| Blumenkohlsalat: | 1 Blumenkohl geputzt, in kleine Röschen geteilt, Petersilie |

*Tipp:*
Auf die Schnelle: Rote Bete-, Karotten-, Selleriesalat aus dem Glas.

## Brätnockerl

*Zutaten (4 Portionen):*
300 g Kalbsbrät
1 kleine Tasse (ca. 100 ml) Milch
1–2 Eier, verquirlt
2 geh. EL (30 g) feine Semmelbrösel
1 kleine Zwiebel, sehr fein gewürfelt
etwas Salz
Gewürze und Kräuter nach Wahl (z.B. Pfeffer, Paprikapulver, Senf, Thymian, Majoran, Petersilie)

*Zubereitung:*
Kalbsbrät mit Milch, Eiern, Semmelmehl und Zwiebelwürfelchen gut durchkneten und mit Salz und Gewürzen abschmecken. Fleischteig als Nocken oder kleine Klößchen formen und im kochenden Salzwasser garen. Geeignete Soßenrezepte siehe Stufe 3.

## Fischklößchen

*Zutaten (4 Portionen):*
3 Stück (ca. 450 g) Fischfilet (geeignet: Kabeljau, Rotbarsch, Lachs, Forelle)
1 kleine Tasse (100 ml) Schlagsahne, flüssig
2 Eier
etwas Zitronensaft
Salz, gemahlener weißer Pfeffer

*Zubereitung:*
Fischfilet waschen, trocken tupfen, sichtbare Gräten entfernen, grob würfeln. Kalt stellen!
Gekühlte Fischwürfel im Mixer pürieren, und kurz vor Ende die restlichen Zutaten dazugeben.
Salzwasser erhitzen, aus der Fischmasse Nocken abstechen und langsam im Salzwasser garen. Geeignete Soßenrezepte siehe Stufe 3.

## Frischkäsenocken

*Zutaten (4 Portionen):*
400 g Frischrahmkäse
3 Eigelb
75 g Grieß
3 EL (30 g) Mehl
etwas Salz, Pfeffer, gemahlen, Muskatnuss gerieben

*Zubereitung:*
Frischkäse mit Eigelb, Grieß und Mehl verrühren, mit Gewürzen abschmecken.
Ca. 20 Minuten im Kühlschrank quellen lassen. Salzwasser zum Kochen bringen, Käsenocken abstechen und langsam im Salzwasser ziehen lassen. Geeignete Soßenrezepte siehe Stufe 3.

*Varianten:*
Ziegenfrischkäse, Kräuterfrischkäse, Paprikafrischkäse.

## Käse-Spinat-Nocken

*Zutaten:*
250 g gehackter Tiefkühlspinat, aufgetaut
250 g Ricotta
2 Eier
150 g Mehl
50 g Parmesan, fein gerieben
Salz, Pfeffer, Muskat

*Zubereitung:*
Ricotta, Eier, Mehl, Parmesan glatt rühren. Aufgetauten Spinat ohne Auftauflüssigkeit unterkneten. Mit Salz, Pfeffer und Muskat würzen. Reichlich Salzwasser in einem Topf aufkochen. Mit 2 Esslöffeln von der Spinat-Ricottamasse 1 Nocke zur Probe abstechen und in das siedende, nicht mehr kochende Salzwasser geben und ca. 10 Minuten ziehen lassen. Zerfällt die Nocke, dann noch etwas Mehl in die Masse kneten. Die Nockenmasse komplett verarbeiten. Geeignete Soßenrezepte siehe Stufe 3.

## Kartoffelschnee/Süßkartoffelschnee

*Zutaten (1 Portion):*
300 g Kartoffeln oder Süßkartoffel, geschält
Wasser mit Salz
Muskatnuss, gerieben
1–2 EL (10–20 g) zerlassene Butter

*Zubereitung:*
Kartoffeln klein schneiden und in Salzwasser weich garen. Kartoffeln durch eine Kartoffelpresse pressen, mit zerlassener Butter beträufeln und mit Muskatnuss bestreuen.

*Tipp:*
Sie können etwas Sauerrahm oder Crème fraîche dazugeben, der Kartoffelschnee kann so an die gewünschte Konsistenz angepasst werden.

## Kartoffelauflauf/Süßkartoffelauflauf

*Zutaten (1 Portion):*
300 g Kartoffel oder Süßkartoffel, geschält
Wasser mit Salz
2 Eier, verquirlt
etwas Salz, Muskatnuss gerieben
4 EL (ca. 20 g) geriebener Käse (Parmesan, Emmentaler, Gouda, Bergkäse etc.)
1–2 EL (10–20 g) zerlassene Butter

*Zubereitung:*
Kartoffeln klein schneiden und in wenig Salzwasser weich garen. Kartoffeln durch eine Kartoffelpresse pressen oder mit einem Kartoffelstampfer fein zerstampfen. Zerlassene Butter, Muskatnuss und geriebenen Käse dazugeben, nochmals glatt rühren. Zuletzt die Eier unterrühren. Kartoffelmasse in eine gefettete Auflaufform geben und im Backofen bei ca. 180 °C ca. 10 Minuten backen.
Evtl. mit Alufolie abdecken, um eine zu starke Krustenbildung zu verhindern.

## Ricotta-Spinat-Backspeise

*Zutaten (ca. 2 Portionen):*
500 g frischer Spinat oder 300 g Tiefkühlspinat, aufgetaut, ohne Flüssigkeit
ca. 150 g Ricottakäse
50 g Parmesankäse, gerieben
1 kleine Tasse (ca. 100 ml) Schlagsahne
1 kleine Tasse (ca. 100 ml) Milch

4 Eier
Salz, gemahlener Pfeffer, Muskatnuss gerieben

*Zubereitung:*
Frischen Spinat waschen, einige Minuten kochen, abtropfen lassen. Spinat/Tiefkühlspinat zerhacken und pürieren, mit Ricotta und der Hälfte des Parmesans vermengen und in eine kleine gefettete Auflaufform geben. Eier mit Sahne, Milch und Gewürzen vermischen. Über die Ricotta-Spinat-Mischung gießen. Den übrigen Parmesankäse darüber streuen und bei 190 °C ca. 30 Minuten backen. Vor dem Servieren 10 Minuten lang stehen lassen.
Evtl. mit Alufolie abdecken, um eine zu starke Krustenbildung zu verhindern.

## Käse-Soufflé

*Zutaten (4 Portionen):*
5 große Eier, getrennt
250 g Speisequark, Vollfettstufe
2 EL (20 g) Speisestärke
2 EL (20 g) Mehl
ca. 160 g fein geriebener Schnittkäse (Allgäuer, Emmentaler, Gouda, Cheddar o. Ä.)
1 EL (10 g) Butter oder Margarine
Salz, gemahlener Pfeffer, Muskatnuss gerieben

*Zubereitung:*
Auflaufform mit Butter ausreiben, mit Mehl bestäuben, überschüssiges Mehl abklopfen. Eiweiße mit Salz steif schlagen. Eigelbe, Quark, Speisestärke und restliches Mehl mit den Quirlen des Handrührers cremig schlagen, Käse unterheben und mit den Gewürzen abschmecken. Eischnee vorsichtig unterheben.
Soufflémasse in die Auflaufform einfüllen und im vorgeheizten Backofen ca. 25–30 Minuten bei 200 °C backen. Evtl. mit Alufolie abdecken, um eine zu starke Krustenbildung zu verhindern.

# Snacks/Desserts

## Dessert á la Birne Helene

*Zutaten (2 Portionen):*
230 g (1 Dose, Abtropfgewicht) Birnen, natursüß
200 g Schokoladenpudding (Fertigprodukt) *oder*
200 ml Trinknahrung Schoko-Geschmack, mit Andickungspulver angedickt

*Zubereitung:*
Birne pürieren, gegebenenfalls mit Andickungspulver etwas abgelieren, in ein Dessertschälchen anrichten. Schokoladenpudding dazugeben.

*Variante:*
Apfelkompott mit Vanillepudding.

## Erdbeer-Vanille-Dessert

*Zutaten (4 Portionen):*
**Erdbeergrütze**
400 g Erdbeeren, frisch, geputzt, klein geschnitten oder aufgetaute Tiefkühlware
2 EL (20 g) Zucker
½ Orange, ausgepresst (insgesamt 4 EL Saft)
1 Päckchen Vanillepuddingpulver

**Vanillecreme**
250 g Speisequark
250 g Naturjoghurt
1 Vanilleschote
2–3 EL (20–30 g) Zucker

*Zubereitung:*
Erdbeeren pürieren, mit Zucker aufkochen und bei starker Hitze ca. 1–2 Minuten kochen lassen. Orangensaft mit Puddingpulver verrühren, zu den Früchten geben und unterheben, nochmals 2–3 Minuten kochen lassen, vom Herd nehmen und abkühlen lassen. Damit keine Haut entsteht, Frischhaltefolie direkt auf die Erdbeergrütze geben und ca. 1 Stunde kalt stellen.
Für die Vanillecreme indessen das ausgekratzte Mark der Vanilleschote mit Quark, Joghurt und Zucker glatt rühren, in 4 Dessertschälchen geben, abgekühlte Erdbeergrütze obenauf gießen und genießen.

## Joghurtgelee mit Frucht

*Zutaten (2 Portionen):*
ca. 200 g Joghurt (jede Fettgehaltsstufe möglich)
ca. 100 g Fruchtpüree Ihrer Wahl (siehe Stufe 4 »Obstmus«)
1 EL (15 ml) Schlagsahne
1 EL (15 g) Zucker
2 Blatt Gelatine oder Andickungspulver, Menge laut Produkthinweis

*Zubereitung:*
Joghurt und Fruchtpüree glattrühren, Sahne mit Zucker sehr steif schlagen und unter Joghurtmasse ziehen.
Gelatine in kaltem Wasser einweichen und gut ausdrücken, 1–2 EL Wasser oder Fruchtsaft leicht erwärmen, Gelatine darin auflösen und unter die Joghurtmasse rühren. In mit kaltem Wasser ausgespülte Förmchen verteilen und kalt stellen.

*Varianten:*
Anstelle von Joghurt können Sie auch Buttermilch, Kefir oder Dickmilch verwenden.

## Bayerische Creme

*Zutaten (4 Portionen):*
2 Eigelb (sehr frisch)
100 g Puderzucker
Vanilleschote
3 Blatt Gelatine
1 große Tasse (150 ml) Milch (jede Fettgehaltsstufe möglich)
250 ml Schlagsahne

*Zubereitung:*
Eigelb und Puderzucker cremig aufschlagen. Gelatine im kalten Wasser einweichen.
Vanilleschote aufschlitzen, das Mark herauskratzen und beides unter die Milch rühren. Die Milch zum Kochen bringen. Vanilleschote entfernen und unter ständigem Rühren langsam die heiße Milch zur Eiermasse gießen. Bei milder Hitze die Eiermilch über dem Wasserbad weiterschlagen, bis eine dickliche Masse entsteht. Gelatine ausdrücken und unterrühren. In eine Schüssel mit kaltem Wasser stellen und weiterschlagen, bis die Masse zu gelieren beginnt. Sahne sehr steif schlagen und unterziehen. In mit kaltem Wasser ausgespülte Förmchen verteilen und kaltstellen.

*Varianten:*
Amaretto, Cointreau, Eierlikör, Kirschwasser oder Rum verfeinern dieses Dessert.

*Tipp:*
Fruchtpüree ist als Spiegel oder zum Garnieren ideal.

## Creme Caramel

*Zutaten (4 Portionen):*
ca. 100 g Zucker (wenn ein sehr intensiver Karamellgeschmack gewünscht ist, mehr Zucker verwenden)
4 kleine Tassen (400 ml) Milch (jede Fettgehaltsstufe möglich)

6 Eier
2 TL Vanillinzucker
1 Prise Salz

*Zubereitung:*
Zucker in einer kleinen, schweren Bratpfanne bei mittlerer Stufe schmelzen, bis sich ein bernsteinfarbener Sirup bildet. Im Mixer die Milch, Eier, das Vanillinzucker und Salz 10 Sekunden verquirlen, dabei vorsichtig das Karamell durch die Öffnung im Mixerdeckel bei laufendem Motor zufügen. In eine flache, 1½ Liter große Auflaufform oder 4 feuerfeste Förmchen gießen und in ein Wasserbad stellen. Bei mittlerer Stufe (170 °C.) 1 Stunde lang backen. Garprobe: Kleines Messer in die Mitte einstechen. Wenn das Messer ohne Widerstand herausziehbar ist, ist das Gericht fertig. Dieses dann aus dem Wasserbad nehmen und abkühlen lassen.

## Avocado-Orangen-Creme

*Zutaten (2 Portionen):*
1 reife Avocado (ca. 200 g)
1 Bio-Orange
1 EL (15 ml) Zitronensaft
1–2 EL Puderzucker
60 ml Schlagsahne, steif geschlagen

*Zubereitung:*
Avocadofruchtfleisch würfeln. Orange heiß abwaschen und fein abreiben. Orange filetieren und dabei den Orangensaft auffangen. Alles mit dem Zucker pürieren. Sahne steif schlagen und unter das Avocadopüree heben. Masse in Dessertschälchen portionieren und im Kühlschrank ca. 20 Minuten kühlen.

## Schokoladensoufflé

*Zutaten:*
120 g Schokolade (weiß oder dunkel)
2 EL (20 g) Butter
3 Eier, getrennt
2 EL (30 g) Zucker
1 TL Vanilleextrakt
1 Prise Salz

*Zubereitung:*
Heizen Sie den Ofen auf 200 °C vor. Vier feuerfeste Förmchen einfetten. Schokolade mit der Butter langsam über einem Wasserbad komplett schmelzen. Schüssel vom Herd nehmen und Eigelbe, Vanilleextrakt und Salz hineinrühren. Kalt stellen. Eiweiß zu Eischnee steif schlagen. Dabei den Zucker langsam beim Rühren dazurieseln lassen. Den Eischnee vorsichtig unter die leicht abgekühlte Schokoladenmasse heben. Den Teig zu drei Viertel in die Förmchen einfüllen und für 10–12 Minuten im Ofen backen. Sofort servieren.

## Frischkäsekuchen ohne Backen (ohne Boden)

*Zutaten (12 Stücke):*
1 Päckchen Götterspeise mit Zitronengeschmack, oder
200 ml Wasser oder Fruchtsaft nach Wahl, 2 EL Zitronensaft, 6–8 Blatt Gelatine
200 g Doppelrahmfrischkäse
100 g Zucker
1 Päckchen Vanillezucker
500 ml Schlagsahne
300 g Fruchtmus (siehe Rezept)

*Zubereitung:*
Götterspeisenpulver nach Vorschrift zubereiten (nicht kochen!) oder Gelatineblätter in kaltem Wasser einweichen, Flüssigkeit erwärmen und

ausgedrückte Gelatine darin auflösen. Abkühlen lassen. Frischkäse mit Zucker und Vanillezucker glatt rühren, Sahne sehr steif schlagen. Alle Zutaten vorsichtig mischen und in eine, mit Backpapier ausgelegte, Springform mit 28 cm Durchmesser gießen. Kalt stellen.

## Gebackener Käsekuchen (ohne Boden)

*Zutaten (12 Stücke):*
6 Eier, getrennt
200 g Zucker
500 g Quark oder Schichtkäse
¼ Liter Sauerrahm
2 EL (30 g) Speisestärke
1 Päckchen Vanillezucker
Saft einer Zitrone
optional etwas Rum

*Zubereitung:*
Eigelb und Zucker sehr schaumig rühren, Eiweiß sehr steif schlagen. Eigelbmasse mit den restlichen Zutaten mischen und glatt rühren, zuletzt den Eischnee unterziehen. Die Quarkmasse in eine gefettete Springform mit 28 cm Durchmesser gießen, glatt streichen. Im vorgeheizten Backofen bei 200 °C ca. 60 Minuten backen. Evtl. mit Alufolie abdecken, es soll keine starke Krustenbildung entstehen. In der Form abkühlen lassen und stürzen.

## Kuchen/Keks mit Einweichlösung

*Zutaten (1 Portion):*
1 Stück Kuchen (bspw. Rührkuchen) ohne jegliche Nüsse, Trockenfrüchte, Glasur oder
3–4 einfache Butterkekse
100–125 ml Flüssigkeit (Wasser/Saft/Milch)
1–2 EL Instant-Verdickungsmittel (siehe ▶ Kap. 5.6)

*Zubereitung:*
Eine Einweichlösung aus der Flüssigkeit und dem Andickungspulver zubereiten (Zubereitung siehe Herstellerangaben, gegebenenfalls Dosierung anpassen). Kuchen/Kekse in die Einweichlösung geben, herausnehmen und abgedeckt für 2 Stunden in den Kühlschrank stellen. Genießen.

**Nützliche Hinweise zu Stufe 5**

- Die Speisen der Stufe 5 sind geeignet für Menschen, denen das Kauen und die orale Verarbeitung des Bolus (Nahrungsbissen) schwerfallen.
- Die Speisen sind essbar mit Gabel oder Löffel, enthalten kleine Stückchen/Partikel, die sich leicht mit der Zunge am Gaumen zerdrücken lassen.
- Fleisch/Fisch wird fein gehackt. Wenn die Textur nicht fein gehackt werden kann, sollte sie püriert werden.
- Soßen sind extrem dick (pastenartig) und glatt.
- Früchte püriert servieren. Dabei überschüssigen Saft abgießen
- Zum Frühstück eignen sich Breie ohne Separation von Flüssigkeit.
- Brotzeit mit Schluckkostbrot (sehr feucht, vorgeliert, aufgeschlämmt) und diversen Streichbelägen können den Speiseplan erweitern. Das Schluckkostbrot zerreißt nicht, wenn die Aufstriche mit einem Spritzbeutel hübsch in Form gebracht auf das Schluckkostbrot aufgespritzt werden.
- Streichbeläge mit Öl, Schlagsahne, Milch, Sauerrahm, Crème fraîche in die gewünschte Konsistenz bringen.
- Bei Konsistenzabweichungen passen Sie die Rezepturen durch Andicken oder Zugabe von Flüssigkeiten an, um die gewünschte Textur zu erreichen.

# Stufe 6 – Speisen, weich und mundgerecht

## Frühstück

### Pudding/Brei

Rezepte siehe Stufe 3, Frühstück.
Rezepte siehe Stufe 4, Frühstück.

*Tipp:*
Getreide/Zerealien: glatt, weich, zarte Klumpen, max. 1,5 cm
Textur: vollständig aufgeweicht und frei von überschüssiger Milch/Flüssigkeit
Früchte: püriert, Apfel sehr fein gerieben

### Schluckkostbrot mit Aufstrich

Schluckkostbrot: Rezeptvarianten siehe Schluckkostbrot
Aufstriche: Rezepte siehe ▶ Kap. IV, Stufe 5, Frühstück, Aufstriche

# Mittag-/Abendessen

## Hühnerfrikassee

*Zutaten (4 Portionen):*
1 (1–1½ kg) Suppenhuhn, ersatzweise 500–600 g Hähnchenbrustfleisch
1 Liter Wasser mit Salz
1 Bund Suppengrün
1 Gläschen Kapern (60 g Abtropfgewicht)
45 g Fett
60 g Mehl
Salz, Pfeffer, 1 Prise Zucker
Zitronensaft
1–2 Gläser Spargelköpfe (250 g Abtropfgewicht), klein geschnitten
1–2 Eigelb, verquirlt
optional Weißwein

*Zubereitung:*
Das Huhn waschen. Wasser mit Salz ankochen, das Huhn/Hähnchenbrustfleisch hineingeben. Das Suppengrün putzen, waschen, klein schneiden und mit den Kapern zu dem Fleisch geben. Durchgegartes Huhn/Hähnchenbrustfleisch herausnehmen. Vom Huhn das Fleisch herauslösen. Fleisch vom Huhn/Hähnchenbrust klein schneiden, ggf. mit einem Kutter oder Pürierstab zerkleinern. Hühnerbrühe durchsieben und dabei die Brühflüssigkeit auffangen. Für die Soße das Fett erhitzen, das Mehl zugeben und eine Schwitze herstellen. Mit ca. 750 ml Brühe unter Rühren ablöschen, aufkochen und mit Salz, Zitronensaft und Wein abschmecken. Fleisch in die Soße geben und kurz aufkochen. Eigelb mit etwas heißer Soße verrühren und in die nicht mehr kochende Soße geben.

*Tipp:*
Dazu passt Kartoffelschnee, Kartoffel-Gemüsepüree oder Rote-Bete-Risotto.

## Bolognese

*Zutaten (4 Portionen):*
150 g Karotten
150 g Sellerie
1 Zwiebel
1 Knoblauchzehe
500 g Hackfleisch
1 kleine Dose (70 g) Tomatenmark
400 g Tomaten, stückig
200 ml Wasser/Brühe
1 TL Paprikapulver
2 TL Kräuter de Provence
Salz, Pfeffer
1 Prise Zucker
1 gehäufter EL Speisestärke

*Zubereitung:*
Möhren, Sellerie, Zwiebel und Knoblauch putzen, grob klein schneiden und mit einer Moulinette/Küchenmaschine klein kuttern. Öl in einer Pfanne erhitzen, Hackfleisch, gekuttertes Gemüse und Tomatenmark hineingeben, würzen und krümelig braten. Brühe angießen, Tomaten unterrühren. Abgedeckt 40 Minuten köcheln lassen. Speisestärke mit 2 EL kaltes Wasser anrühren und in die Bolognese einrühren, weiterkochen, abschmecken.

*Tipp:*
Als Beilage passen Kartoffelschnee, Käsenocken oder Kartoffelgemüserahm.

## Gabelspaghetti mit Lachssoße

*Zutaten (2 Portionen):*
**Lachssoße**
80 g Räucherlachs, sehr klein geschnitten, gegebenenfalls gekuttert

1 Zwiebel, sehr fein geschnitten, gegebenenfalls gekuttert
2 EL (20 g) Butter
1 EL (15 g) Mehl
100 ml Wasser
Salz, etwas gemahlener Pfeffer
200 ml Schlagsahne
50 g Parmesan, gerieben
optional Weißwein

**Gabelspaghetti**
200 g Gabelspaghetti
100 g Gemüsepüree nach Wahl (Kürbis, Erbsen)
Salz
1 EL (10 g) Butter
1 EL (15 ml) Sahne

*Zubereitung:*
Für die Lachssoße die Zwiebeln mit der Butter in einem Topf glasig andünsten. Den Lachs dazugeben, leicht erhitzen. Mehl dazusieben, kurz verrühren, mit Wasser und Sahne aufgießen, aufkochen lassen und dabei umrühren. Abschmecken. Mit etwas Weißwein nach Bedarf verfeinern. Die Nudeln in reichlich kochendes Salzwasser weich garen und abgießen. Butter erhitzen Nudeln und Gemüsepüree darin schwenken, Sahne dazugeben. Nudeln gegebenenfalls mit einer Gabel oder Kartoffelstampfer weich quetschen. Alles anrichten.

*Tipp:*
Nudel-Gemüsebeilage mithilfe eines Dessertrings auf einem Teller anrichten.

## Weizentopf mit Frühlingsgemüse und Kräutersoße

*Zutaten (4 Portionen):*
**Weizentopf**
175 g Weizenkörner

400 ml Gemüsebrühe
1 Zwiebel, sehr fein gewürfelt
2 Frühlingszwiebeln, in feine Ringe
1 Stange Lauch, sehr fein klein geschnitten
1 Knoblauchzehe
1 Staudensellerie oder ½ Sellerieknolle, fein gewürfelt
250 g Möhren, fein gewürfelt
1 Kohlrabi, fein gewürfelt
5 EL (50 g) Butter
1 EL (10 ml) Öl
Salz, Pfeffer
Petersilie, gehackt

**Kräutersoße**
2 Bund Kräuter (Petersilie, Schnittlauch, Dill, Zitronenmelisse), klein geschnitten
150 g Joghurt
100 g Crème fraîche
Zitronensaft
Salz, Pfeffer

*Zubereitung:*
Für den Weizentopf den Weizen am Vortag abspülen und über Nacht in reichlich kaltes Wasser, ungefähr dem Vierfachen, einweichen. Am nächsten Tag den Weizen mit dem Einweichwasser ca. 40 Min weich köcheln lassen. Einweichwasser abgießen und dabei auffangen.
Butter und Öl in einem Topf erhitzen, Zwiebel und Lauch zugeben und darin glasig dünsten, restliches Gemüse zugeben, Knoblauch dazu pressen und alles 10–15 Minuten mit 1–2 Schöpfkellen Einweichwasser weich garen. Ein Viertel des Gemüses abnehmen und mit der Petersilie fein pürieren. Weiche Weizenkörner mit dem pürierten Gemüse in den Gemüsetopf geben. Kurz weiterköcheln lassen, bis alles weich ist. Mit Salz und Pfeffer abschmecken.

Für die Soße die Kräuter mixen. Joghurt und Crème fraîche verrühren, Kräuter unterheben, mit Salz, Pfeffer und Zitrone abschmecken. Konsis-

tenz bei Bedarf mit Andickungspulver anpassen.
Weizentopf in einen tiefen Teller geben und mit der Kräutersoße obenauf servieren.

*Variante:*
Sie können statt Weizen auch Risottoreis oder Gerste verwenden.

## Süßkartoffelcurry

*Zutaten (1 Portion):*
500 g Süßkartoffeln, sehr fein gewürfelt
2 (160 g) Karotten, sehr fein gewürfelt
100 g Linsen, orange, getrocknet
400 g passierte Tomaten
1 Zwiebel, fein gewürfelt
1 Knoblauchzehe, fein gehackt
1 TL Ingwerpulver oder daumengroßer, frischer, fein gewürfelter Ingwer
3 EL (30 g) Öl
3 EL (45 ml) Kokosmilch
3 EL (45 g) gelbe Currypaste
1–2 EL (15–30 g) Erdnussmus
Saft von ½ Limette (alternativ Zitronensaft)
Salz, Pfeffer

*Zubereitung:*
Öl in einem Topf erhitzen. Zwiebel, Knoblauch, Ingwer, Currypasste darin andünsten, aber nicht bräunen. Kartoffeln und Karotten zugeben, kurz verrühren, mit Kokosmilch und passierte Tomaten ablöschen. Linsen in einem Sieb mit kaltem Wasser abbrausen und zugeben. Das Curry 20–30 Minuten köcheln lassen, bis alles sehr weich ist bzw. die Linsen zerfallen sind. Mit Limettensaft, Salz, Pfeffer und Erdnussmus abschmecken.

## Auberginenauflauf

*Zutaten (2 Portionen):*
etwas grüne Pfefferschote, zerteilt und püriert (alternativ: Chilipulver)
etwas Zwiebelpulver
2 EL (20 g) Butter
1 große (ca. 500 g) Aubergine
2 Eier, verquirlt
1 kleine Tasse (100 ml) Milch oder Schlagsahne
etwas Salz
Pfeffer, gemahlen
ca. 100 g Semmel- oder Crackerbrösel, in 1–2 EL Milch eingeweicht
ca. 100 g geriebener Käse (z. B. Cheddarkäse, Emmentaler, Gouda)

*Zubereitung:*
Backofen auf 200 Grad vorheizen. Aubergine in Alufolie fest einwickeln und im Ofen ca. 40 Minuten backen, bis sie weich ist. Etwas abkühlen lassen, die Haut abziehen. Auberginenfruchtfleisch mit dem Pürierstab fein mixen.
Die pürierte grüne Pfefferschote in der Margarine sautieren. Zwiebelpulver zugeben. Mit dem Auberginenpüree, Eier, Milch, Semmel-/Crackerbröselmischung, Paprika, Salz, Pfeffer und Käse vermengen. In eine kleine, gefettete Auflaufform gießen. Eventuell mit zusätzlichem, geriebenen Käse bestreuen. Anschließend bei 175 °C 30–40 Minuten backen. Bei Bedarf mit Alufolie abdecken, es soll keine starke Krustenbildung entstehen.

*Varianten:*
Sie können statt Auberginenpüree auch andere Gemüsesorten (z. B. Zucchini) verwenden.

## Folienkartoffel

*Zutaten (1 Portion):*
1 große (ca. 300–400 g) Kartoffel, roh, mit Schale (mehlig kochend)

1–2 EL (10–20 g) zerlassene Butter
etwas Salz, gemahlener Pfeffer
nach Wahl: Sauerrahm, Crème fraîche oder feine, pikante Quarkzubereitung

*Zubereitung:*
Kartoffel in gut gefettete Alufolie einpacken und im Backofen bei 200 °C ca. 30–40 Minuten backen. Die Kartoffel muss sehr weich – mit einer Gabel zerdrückbar – sein. Schale vor dem Verzehr entfernen.

*Tipp:*
Mit Sauerrahm, Crème fraîche oder Quarkzubereitung servieren

## Gemüse-Kartoffelrahm

*Zutaten (1 Portion):*
2 große Tassen Wasser
150 g Gemüse nach Belieben, gewürfelt/klein geschnitten
150 g Kartoffeln, klein gewürfelt
Salz, Pfeffer
1 EL (10 g) Butter oder Rapsöl
1 EL (10 g) Mehl
50–100 ml Flüssigkeit (aufgefangenes Brühwasser)
50 ml Sahne
1 EL frische, sehr fein gehackte Kräuter oder Tiefkühlvariante (Petersilie, Kerbel)

*Zubereitung:*
Wasser in einem Topf mit 1 TL Salz aufkochen, Gemüse und Kartoffeln hineingeben, Topf mit Deckel verschließen und 15 Minuten weich garen, Wasser abgießen und dabei auffangen. In einem Topf das Fett erwärmen, Mehl dazugeben und zu einer Mehlschwitze verrühren. Mit dem Brühwasser und Sahne aufgießen, verrühren und kurz aufkochen. Zum Schluss die Kartoffel-Gemüsemischung unterheben. Abschmecken.

*Tipp:*
Dazu passt pochiertes Ei oder Hackfleisch.

## Rote-Bete-Risotto

*Zutaten (2 Portionen):*
1 kleine Zwiebel
250 g Rote Bete, geschält, frisch
2 EL (20 ml) Öl
2 EL (20 g) Butter
125 g Risottoreis
300 ml heiße Gemüsebrühe
125 ml Rotwein
2 EL (30 g) Parmesan, gerieben
Salz, Pfeffer
1 EL (Sahne-)Meerrettich

*Zubereitung:*
Zwiebel und Rote Bete in sehr feine Würfel schneiden oder klein kuttern. Öl im Topf erhitzen, Zwiebel, Rote Bete und Risottoreis zugeben und unter Rühren glasig dünsten. Etwas Salz überstreuen, mit Wein ablöschen und einkochen lassen. Nach und nach die Brühe zugeben und immer wieder unter Rühren einkochen lassen. Wenn der Reis gar ist und eine cremige Konsistenz erreicht wurde, den Parmesan und die Butter zugeben und mit Salz, Pfeffer und Meerrettich abschmecken.

*Tipp:*
Das Tragen von Einmalhandschuhen beim Schneiden von Rote Bete hilft, eine Färbung der Hände zu vermeiden.

## Rührei

*Zutaten (1 Portion):*
2 Eier
1 EL (15 ml) Schlagsahne

1 EL (10 g) Butter oder Margarine
etwas Salz

*Zubereitung:*
Eier mit Sahne und Salz verquirlen, Fett in der Pfanne erhitzen (nicht bräunen), Eimasse zugeben, bei schwacher Hitze unter gelegentlichem Rühren stocken lassen.

## Fleisch- oder Wurstsülze

*Zutaten (ca. 2–3 Portionen):*
200 g gekochtes Fleisch oder Schinken/Schnittwurst
ca. 2 kleine Tassen (200 ml) Brühe, abgeschmeckt
etwas Essig oder Zitronensaft nach Wahl
3 Blatt Gelatine oder Instant-Verdickungsmittel, Menge laut Produkthinweis

*Zubereitung:*
Fleisch, Wurst oder Schinken sehr fein schneiden, durch den Fleischwolf drehen oder mit wenig Flüssigkeit pürieren. In, mit kaltem Wasser ausgespülte, Förmchen verteilen. Gelatine in kaltem Wasser einweichen und gut ausdrücken. Brühe leicht erwärmen, Gelatine darin auflösen und über das Fleischpüree gießen. Die Förmchen einige Stunden kalt stellen.

*Tipp:*
Die Sülze kann vor dem Erkalten mit püriertem Gemüse marmoriert werden.
Sauerrahm/Crème fraîche können dazu gegessen werden.

## Geflügelsalat

*Zutaten (4 Personen):*
250 g Hühnerfleisch, in Brühe weich gegart
1 EL (10 ml) Öl
½ Zwiebel, sehr fein gewürfelt/gekuttert

100 g Mayonnaise
2 EL Joghurt
2 halbe Dosenpfirsiche, püriert
1 gestr. TL Curry
Salz, Pfeffer

*Zubereitung:*
Hühnerfleisch sehr klein schneiden, max. 1,5 cm × 1,5 cm (z. B. mit einem Universalzerkleinerer). Öl erhitzen, Zwiebelwürfel darin glasig dünsten. Pfirsichhälften mit Zwiebelwürfel pürieren. Mayonnaise und Joghurt mit dem Zwiebel-Obst-Püree glatt rühren und über das Fleisch geben. Alles vermengen, würzen und 30 Minuten ziehen lassen.

*Tipp:*
Dazu Schluckkostbrot servieren.

## Eiersalat

*Zutaten (4 Personen):*
4–5 Eier,
Mayonnaise
2–3 EL (30–45 ml) Milch/Schlagsahne
1 TL (5 g) Senf
Salz, Pfeffer

*Zubereitung:*
Eier kochen (ca. 6–7 Minuten, optimal, wenn Eigelbkonsistenz flüssigweich ist), pellen, sehr klein schneiden, gegebenenfalls mit Gabel etwas zerdrücken. Eimasse mit Mayonnaise, Milch/Schlagsahne und Senf verrühren. Abschmecken.

*Tipp:*
Dazu Schluckkostbrot oder zerdrückte Folienkartoffel servieren.

## Avocado-Tatar mit Ei oder Thunfisch

*Zutaten (2 Portionen):*
1 reife weiche Avocado
1 kleine Zwiebel, sehr fein geschnitten oder gekuttert
2 Eier (6–7 Minuten gekocht) oder Thunfisch (150 g Abtropfgewicht)
1 TL (5 ml) Zitronensaft
1 EL (15 g) Mayonnaise
optional 1 TL Fruchtsenf (Feige, Orange, Mango)
Salz, Pfeffer

*Zubereitung:*
Avocadofruchtfleisch aus der Schale herauslösen, mit Zitronensaft beträufeln. Mayonnaise und Zwiebelwürfel dazugeben und alles mit einer Gabel zerquetschen. Eier pellen, fein würfeln/Thunfisch auseinander zupfen. Eier/Thunfisch, Mayonnaise, Senf und Gewürze auf die Avocadomasse geben. Mit der Gabel alles zusammen fein zerdrücken und etwas aufschlagen. Abschmecken.

*Tipp:*
Dazu Schluckkostbrot servieren.

# Snacks/Desserts

## Grießflammerie mit Melonengrütze

*Zutaten (4–6 Portionen):*
**Grießflammerie**
½ Liter Milch
2 EL (30 g) Zucker
etwas abgeriebene Zitronenschale
1 Prise Salz

50 g Grieß
1 Eigelb
1 EL (15 ml) Wasser
1 Eiweiß

**Melonen-Erdbeergrütze**
600 g Wassermelone, gewürfelt
250 g Erdbeeren, gewaschen, klein gewürfelt
200 ml Wasser oder weißer Traubensaft
1 EL (15 ml) Limettensaft
Zucker nach Belieben
ca. 2 EL (20–30 g) Speisestärke oder Vanillepuddingpulver

*Zubereitung:*
Wasser/Traubensaft im Topf aufkochen, Melonenwürfel und Limettensaft dazugeben, 5 Minuten kochen lassen. Melonenmasse mit Schneebesen oder Kartoffelstampfer zerdrücken und anschließend durch ein Küchensieb (nicht zu fein) streichen, damit die Kerne aufgefangen werden. Speisestärke mit 1–2 EL kaltem Wasser anrühren. Melonenmasse in den Topf geben und aufkochen, Speisestärke einrühren. Erdbeerwürfel unterheben. Nach Belieben mit Zucker abschmecken. Abkühlen.

Milch mit Zucker, Zitronenabrieb und Salz ankochen, Grieß unter Rühren einstreuen und 5–10 Minuten in der Nachwärme quellen lassen. Eigelb mit Wasser verrühren und unter den heißen Brei rühren. Eiweiß steif schlagen und vorsichtig unterheben. 4 Dessertschälchen mit kaltem Wasser ausspülen, Flammerie einfüllen und erkalten lassen. Flammerie auf Teller stürzen und mit der Melonengrütze servieren.

*Variante:*
Melonengrütze mit Weißwein oder Schuss Wodka zubereiten.

## Pflaumen-Schichtdessert

*Zutaten (4 Portionen):*
300 g Pflaumenmus/Zwetschgenröster
200 g Schmand
100 g Frischkäse
2 EL (30 g) Zucker
etwas Zimtpulver, gemahlener Kardamom
100 ml Schlagsahne
8 Zwieback, fein zerbröselt (Zwieback in Folie und mit Nudelholz zerdrückt)

*Zubereitung:*
Schmand, Frischkäse und Zucker verrühren. Sahne steif schlagen und unterheben. In 4 Dessertschälchen erst Creme, dann Zwiebackbrösel und zuletzt Pflaumenmus einschichten. 30 Minuten kühlstellen und genießen.

*Variante:*
Sie können statt Zwieback auch Butterkeks verwenden.

## Kokosreis mit Mango

*Zutaten (1–2 Portionen):*
1 kleine Tasse Risottoreis (alternativ Milchreis)
1 kleine Tasse Wasser
5 kleine Tassen (500 ml) Kokosmilch
1 Prise Salz
1–2 EL (15–30 g) Zucker
1 Mango, gewürfelt (max. 1,5 cm-Stücke)

*Zubereitung*
Reis mit Wasser in einem Topf aufkochen und so lange kochen und rühren, bis das Wasser verkocht ist. Mit 4 Tassen Kokosmilch ablöschen, aufkochen, 2–3 Minuten weiterkochen. Herdtemperatur dabei auf

kleinste Stufe schalten. Abgedeckt bei niedriger Hitze 45–60 Minuten garen. Zwischendurch immer mal wieder umrühren und zum Ende hin die restliche Kokosmilch schluckweise unterheben. Kurz vor Ende der Garzeit, Salz und Zucker unterrühren. Abschmecken. Kokosreis mit der Mango servieren.

## Schnelles Pfirsich-Vanille Dessert

*Zutaten (4 Portionen):*
4 Pfirsichhälften aus der Dose, gewürfelt (max. 1,5 cm-Stücke)
2 Eigelb
1 Ei
300 ml Schlagsahne
75 g feiner Zucker
1 TL Vanilleextrakt

*Zubereitung:*
Ofen auf 160 °C vorheizen. 4 Auflaufförmchen (je 300 ml) einfetten. Gewürfelte Pfirsiche darin verteilen. Eigelb, ganzes Ei, Schlagsahne, Zucker und Vanilleextrakt mit Handmixer zu einer glatten Masse verrühren und über die Pfirsichwürfel geben. 18–20 Minuten im Ofen backen, bis die Eimasse fest ist. Warm servieren.

**Nützliche Hinweise zu Stufe 6**

- Die Lebensmittel der Stufe 6 sind geeignet für Menschen, die das Abbeißen, Kauen und Schlucken von harten und/oder zähen Speisen als schwierig oder schmerzhaft empfinden.
- Die Speisen sind essbar mit Gabel, Löffel oder Essstäbchen.
- Die Speisen sind weich, zart, feucht, ohne große Klumpen und können zerdrückt oder mit leichtem Druck eines Besteckstücks zerteilt werden.
- Flüssige Anteile bei beispielsweise Eintöpfen/Aufläufen/Curry/Geschnetzeltem müssen dickflüssig sein.
- Gemüse zerkleinert und sehr weich gegart servieren.

- Früchte püriert servieren. Dabei überschüssigen Saft abgießen.
- Kein normales Brot. Schluckkostbrot ist geeignet.
- Zum Frühstück eignen sich Breie ohne Separation von Flüssigkeit.
- Bei Konsistenzabweichungen passen Sie die Rezepturen durch Andicken oder Zugabe von Flüssigkeiten an, um die gewünschte Textur zu erreichen.

# Stufe 7 – Speisen, leicht zu kauen

## Diverses

### Weißwürste oder Wollwürste

*Zutaten (pro Portion ca. 120–150 g):*
1–2 Weißwürste oder
1–2 Wollwürste (regional auch als Gschwollne oder Nackerte bezeichnet)

*Zubereitung:*
Weißwürste im heißen Wasser langsam erhitzen.
Wollwürste in der Pfanne leicht bräunen oder im Backofen backen und mit Alufolie abdecken, um eine zu starke Krustenbildung zu verhindern.

*Tipp:*
Dazu passt Weißwurstsenf, Senf, Ketchup, feiner Sahnemeerrettich oder Grillsoße ohne Stückchen.

### Warmer Leberkäse, warmer Kalbskäse

*Zutaten (pro Portion ca. 120–150 g):*
Rohes Leberkäsbrät oder Kalbsbrät

*Zubereitung:*
Brätmasse im Backofen backen und mit Alufolie abdecken, um eine zu starke Krustenbildung zu verhindern.

*Tipp:*
Dazu passt Senf, Ketchup, feiner Sahnemeerrettich oder Grillsoße ohne Stückchen.

## Hackbraten

*Zutaten (4 Portionen):*
500 g Hackfleisch (Rinderhack, Schweinehack, Kalbshack, gemischtes Hackfleisch)
1 altes Brötchen oder 40 g altes Weißbrot (gewürfelt und in Milch eingeweicht)
1 Ei
1 Zwiebel, sehr fein gewürfelt
1 EL (10 ml) Fett
1 TL (5 g) Senf, mittelscharf
Salz, Pfeffer, Paprikapulver
Gewürze/Kräuter nach Wahl, fein gerebelt/gehackt (z. B. Thymian, Majoran, Petersilie)

*Zubereitung:*
Zwiebelwürfel im Fett glasig dünsten, beiseitestellen. Hackfleisch in eine Schüssel geben und mit einem Flachrührer sehr gut verrühren. Eingeweichtes und ausgedrücktem Brötchen, sowie Eier und zum Schluss die Zwiebelwürfelchen dazugeben und alles gut verrühren. Abschmecken mit Salz, Pfeffer, Paprikapulver. Fleischmasse in eine mit Fett ausgestrichene Kastenform einfüllen und glatt streichen. 50–60 Minuten im vorgeheizten Backofen bei 180 C backen. Um ein starke Krustenbildung zu vermeiden, mit Alufolie abdecken.

*Varianten:*
Aus der Hackbratenmasse können auch leicht gebratene Fleischküchlein (mit Alufolie abdecken) im Backofen zubereitet oder gekochte Fleischbällchen hergestellt werden. Geeignete Soßen dazu siehe Stufe 3.

*Tipp:*
Wer keinen Flachrührer hat, kann die Masse auch mit den Händen sehr gut verkneten.

## Gewürfelte Hühnerleber

*Zutaten (4 Portionen):*
400 g Hühnerleber, klein geschnitten
Zwiebeln, sehr fein geschnitten
3 EL (30 ml) Öl
Salz, Gewürze nach Wahl (gemahlener Pfeffer, Currypulver, Paprikapulver etc.)
3 EL (45 ml) Schlagsahne
etwas Flüssigkeit (Brühe/Bratenfond oder optional Weißwein)

*Zubereitung:*
Die gewürfelten Zwiebeln mit dem Öl in einer Bratpfanne glasig andünsten. Die Hühnerleber dazugeben. Leber und Zwiebeln in der offenen Pfanne leicht braten, bis die Leber nicht mehr rosa ist. Mit etwas Flüssigkeit ablöschen, salzen und mit Sahne verfeinern, sofort servieren.

*Varianten:*
Statt Hühnerleber können Sie auch sehr zarte Kalbsleber verwenden.

## Herzoginkartoffeln

*Zutaten (1 Portion):*
3 mittelgroße (ca. 300 g) Kartoffeln, roh, mit Schale (mehlig kochend)
2 Eigelb, verquirlt
etwas Salz, Muskatnuss gerieben
1–2 EL (10–20 g) zerlassene Butter

*Zubereitung:*
Kartoffeln schälen, in wenig Salzwasser oder Dampf garen. Kartoffeln durch eine Kartoffelpresse pressen oder mit einem Kartoffelstampfer fein

zerstampfen. Zerlassener Butter und Muskatnuss dazugeben, mit Schneebesen glattrühren. Zuletzt das Eigelb unterrühren. Kartoffelmasse in Spritzbeutel füllen und auf gefettetem Backblech in Form spritzen und im Backofen bei ca. 180 °C ca. 10 Minuten backen.
Es soll keine starke Krustenbildung entstehen.

## Omelett (Grundrezept)

*Zutaten (1 Portion):*
2–3 Eier
etwas Salz
1 EL (15 ml) Schlagsahne oder kaltes Wasser
1 EL (10 g) Butter oder Margarine

*Zubereitung:*
Eier mit Salz und Sahne oder Wasser mit dem Schneebesen oder Handmixer aufschlagen. Butter/Margarine in der Pfanne erhitzen (nicht bräunen), Eimasse zugeben, bei schwacher Hitze die Unterseite des Omeletts stocken lassen. Mit einem Pfannenwender das Omelett am Rand lockern, aus der Pfanne auf einen großen, flachen Teller rutschen lassen. Die noch nicht gestockte Seite des Omeletts in die Pfanne geben und fertig garen. Es soll noch weich und saftig sein.

*Varianten:*
**Kräuteromelette**
Die Eimasse kann mit Kräutern aller Art (sehr fein geschnittenem Schnittlauch, sehr fein gehackter Petersilie, sehr feingeschnittenem Kerbel) gemischt werden.

**Käseomelett**
Fein geriebener Käse schmilzt ideal in der Eimasse.

**Gefülltes Omelett**
Das fertige Omelett mit fein püriertem Gemüse (Spinat, Karotten, Blu-

menkohl) oder
verschiedenen fein pürierten Haschees oder Schinkensorten füllen.

## Omelett als warme Süßspeise

*Zutaten (1 Portion):*
2–3 Eier
2 EL (30 g) Zucker
1 EL (15 ml) Schlagsahne
1 Prise Salz
1 EL (10 g) Butter
etwas Puderzucker

*Zubereitung:*
Eier mit Zucker, Schlagsahne und Salz gut verquirlen. Die Butter in der Pfanne langsam erhitzen (nicht bräunen lassen), die Eimasse hineingießen und bei schwacher Hitze nur auf einer Seite leicht backen (stocken lassen, nicht bräunen). Dabei die Pfanne einige Male schütteln, damit das Omelett nicht anhängt. Das fertige Omelett zur Hälfte übereinander klappen, vorsichtig auf einen vorgewärmten Teller gleiten lassen und mit Puderzucker bestreuen.

*Tipp:*
Dazu Apfelmus oder anderes Fruchtpüree servieren.

## 10-Minuten-Omelett (Schaumomelett)

*Zutaten (1 Portion):*
2–3 Eier (Eiweiß und Eigelb trennen)
etwas Salz
gemahlener Pfeffer
1 EL (10 g) Mehl
1 EL (10 g) weiche Butter oder Margarine
1 EL (15 ml) Wasser
Butter zur Zubereitung

*Zubereitung:*
Eiweiß mit Salz steif schlagen. Eigelb mit Pfeffer, Mehl, Butter/Margarine und Wasser schaumig schlagen. Geschlagene Eigelbmasse unter den Eischnee ziehen. Restliche Butter in Bratpfanne (Durchmesser ca. 20 cm) erhitzen. Eimasse in die Pfanne gießen, mit Deckel luftdicht zudecken. 8–10 Minuten bei niedriger Hitze garen, bis sich die Oberseite des Omeletts trocken anfühlt (mit Finger leicht berühren). Omelett zusammenklappen und schnell servieren.

*Varianten:*
Kräuter oder geriebenen Käse unter die Eimasse heben.

## Kaiserschmarrn mit Apfelmus

*Zutaten (4 Portionen):*
4 Eier
180 g Mehl
1 Prise Salz
4 EL (60 g) Zucker
⅜ l (375 ml) Milch
4 EL (40 g) Butterschmalz
1 EL (10 g) Puderzucker und etwas zum Servieren
400 g Apfelmus

*Zubereitung:*
Eier trennen. Eiweiße steif schlagen. Eigelbe mit Mehl, Salz, Zucker und Milch verquirlen. Den Eischnee vorsichtig unterheben. Das Butterschmalz in zwei großen Pfanne erhitzen, die Teigmischung jeweils hineingeben und 2 Pfannkuchen mindestens 5 Minuten pro Seite bei mittlerer Stufe ausgebacken, bis er goldbraun ist. Die Pfannkuchen in der Pfanne in Stücke zerteilen, mit 1 EL Puderzucker bestäuben, leicht wenden und noch kurz weiterbacken. Den Kaiserschmarrn auf Teller verteilen, mit Puderzucker bestäuben und mit dem Apfelmus servieren.

*Varianten:*
100 g Rosinen vor dem Ausbacken mit unter die Mehl-Milchmischung heben.
Backen Sie aus dem Teig 4 Pfannkuchen und servieren Sie diese aufgerollt mit einer Füllung aus Schmand/Crème fraîche/Clotted Cream und Obstmus Ihrer Wahl.

## Snacks/Desserts

### Fruchtsaftgelee

*Zutaten (1 Portion):*
1 Glas (ca. 200 ml) Fruchtsaft Ihrer Wahl
1 TL Gelatine, gemahlen oder Instant-Verdickungsmittel

*Zubereitung:*
Lösen Sie die Gelatine mit einem Esslöffel Fruchtsaft auf. Den restlichen Fruchtsaft hinzufügen. Leicht erwärmen, bis die Gelatine völlig aufgelöst ist, abkühlen lassen, mit dem Schneebesen verrühren.
Bei Instant-Verdickungspulver entsprechend den Zubereitungshinweisen vorgehen.

### Quarknocken

*Zutaten:*
500 g Quark
100 g Zucker
2 Eier
1 Prise Salz
50 g Speisestärke

1 EL Grieß
2 Liter Wasser mit 1 TL Salz

*Zubereitung:*
Quark in ein Tuch geben und auspressen, Quark mit Zucker, Eier, Salz, Speisestärke verrühren. In einem Topf ca. 2 l Wasser mit 1 TL Salz ankochen. Aus der Quarkmasse mit 2 Esslöffeln 12 Nocken abstechen und in das Wasser geben. Klöße 10–15 Minuten im Wasser (nicht kochend) garziehen lassen, bis sie hochsteigen.

*Tipp:*
Quarknocken mit Kompott oder Fruchtgrütze als Dessert oder Hauptspeise servieren.

**Nützliche Hinweise zu Stufe 7**

- In der IDDSI-Grundstruktur umfasst Stufe 7 die Normalkost, die jedoch unterteilt ist und mit leicht zu kauenden Speisen beginnt.
- Die ausgewählten Rezepte der Stufe 7 können beim Kauen mit sehr wenig Anstrengung zerteilt werden.
- Mischkonsistenzen sind möglich.

# Schluckkostbrot

## Schluckkostbrot – Variante 1

*Zutaten:*
2 Scheiben (80 g) Sandwichtoast
100 ml Schlagsahne
100 ml Milch
4 Eigelb
4 Eiweiß, mit Prise Salz steif geschlagen

*Zubereitung:*
Brotscheiben würfeln, in einen Mixbecher geben. Schlagsahne, Milch und Eigelb zu den Brotwürfeln geben und fein mixen. Brot-Ei-Mischung in eine Schüssel geben, Eiweiß unterheben. Kleine Kastenform oder kleine Springform (Durchmesser 12 cm) mit Klarsichtfolie auslegen, Masse hineingeben und gut mit Folie umschließen. Gitter bzw. Erhöhung (z. B. umgedrehte Auflaufform) in einen großen Topf stellen, mit Wasser auffüllen, sodass die Erhöhung nicht ganz bedeckt ist. Wasser aufkochen, Form mit Brotmasse hineinstellen, Deckel obenauf und ca. 90 Minuten bei leicht siedendem Wasser dämpfen. Kerntemperatur sollte bei 90 °C sein. Form aus dem Topf nehmen und komplett auskühlen lassen. Brot vorsichtig in Scheiben schneiden.

## Schluckkostbrot – Variante 2

*Zutaten:*
125 ml Flüssigkeit
1–1,5 EL spezielles Verdickungsmittel bei Schluckstörung (siehe ► Kap. 5.6)
1–2 Scheiben helles Mischbrot

*Zubereitung:*
Aus der Flüssigkeit und dem Andickungspulver eine Einweichlösung herstellen. Brot in die Lösung gut eintunken und auf einen Teller legen, mit Frischhaltefolie gut umwickeln und 2 Stunden im Kühlschrank weich werden lassen.

*Tipp:*
Anstatt Andickungsmittel das Brot mit smoothbrot Mischung (www.biozoon.de) zubereiten.

## Schluckkostbrot – Variante 3

Fertig hergestelltes, passiertes Brot, z. B. unter
DACAPOU.de GmbH, vertrieb@passiertekost.de (www.passiertekost.de)

**Nützliche Hinweise**

- Brotzeit mit Schluckkostbrot (sehr feucht, vorgeliert, aufgeschlämmt) und diversen Streichbelägen können den Speiseplan in Stufe 5 und 6 erweitern.

- Das Schluckkostbrot zerreißt nicht, wenn Aufstriche mit einem Spritzbeutel hübsch in Form gebracht auf das Schluckkostbrot aufgespritzt werden.

# Ausgewählte Rezepte mit Trinknahrung

## Warmer Kakao 1

*Zutaten (1 Portion):*
200 ml hochkalorische Trinknahrung, neutraler oder Vanille-Geschmack
2 TL Kakaopulver
2 EL kochendes Wasser

*Zubereitung:*
Wasser mit dem Kakaopulver vermischen. Trinknahrung erwärmen und das angerührte Kakaopulver unterrühren. Das Getränk max. auf 70 °C erhitzen.

## Warmer Kakao 2

*Zutaten (1 Portion):*
100 ml hochkalorische Trinknahrung, Schokoladengeschmack
100 ml Milch
1 TL Kakaopulver
1 EL kochendes Wasser

*Zubereitung:*
Das kochende Wasser mit dem Kakaopulver vermischen. Trinknahrung

und Milch erwärmen und das angerührte Kakaopulver unterrühren. Das Getränk max. auf 70 °C erhitzen.

## Fruchtjoghurt

*Zutaten (1 Portion):*
50–70 g Fruchtpüree
50 g Naturjoghurt
100–125 ml hochkalorische Trinknahrung (neutral, fruchtig, vanillig)

*Zubereitung:*
Alle Zutaten mixen.

*Varianten:*
Variieren Sie die Früchte nach Ihrem Geschmack und kombinieren Sie diese mit der passenden Geschmacksrichtung der Trinknahrung.
Mit 1–2 TL Nussmus verfeinern.
Joghurt gegen Quark austauschen. Bei Bedarf mit Milch verdünnen.

## Fruchtiger Smoothie

*Zutaten (1 Portion):*
1 Flasche (200 ml) hochkalorische, neutrale oder fruchtige Trinknahrung
½ Banane
100 g gefrorene Beeren (z. B. Erdbeeren, Himbeeren, Waldbeeren)
1 TL Honig oder Agavendicksaft

*Zubereitung:*
Alles mixen, bis eine cremige Konsistenz erreicht ist. Bei Bedarf passieren, damit keine Kerne und Fruchtstückchen vorhanden sind. In ein Glas gießen und genießen!

## Schokoladen-Bananen-Shake

*Zutaten (1 Portion):*
1 Flasche (125–200 ml) Trinknahrung, Schokoladengeschmack
1 reife Banane
1 EL Erdnussbutter oder Nuss-Nougat-Creme
100 ml Milch oder pflanzliche Milchalternative

*Zubereitung:*
Alles mixen. In ein Glas gießen und genießen.

## Pudding mit Trinknahrung

*Zutaten (2 große Portionen):*
500 ml aus 2 Flaschen Vanille-Trinknahrung und Rest Milch
1 Päckchen Vanille-Puddingpulver
1–2 EL Zucker (nach Geschmack)

*Zubereitung:*
Trinknahrung mit Milch in einem Topf bei mittlerer Hitze erwärmen. Puddingpulver und Zucker mit 2–3 EL kaltem Wasser in einer Schüssel klümpchenfrei verrühren. Die Mischung in den warmen Topf geben und

ständig rühren, bis der Pudding eindickt. Den Pudding max. auf 70 °C erhitzen. Entweder gleich warm oder abgekühlt kalt genießen.

*Varianten:*
Variieren Sie die Trinknahrung nach Ihrem Geschmack und kombinieren Sie diese mit der passenden Geschmacksrichtung des Puddingpulvers (Schokolade, Fruchtgeschmack).

## Schnelle Soße mit Pesto

*Zutaten (1 Portion):*
2–3 EL Pesto nach Wahl
125–200 ml Trinknahrung, geschmacksneutral

*Zubereitung:*
Trinknahrung mit dem Pesto zusammen erwärmen. Nicht kochen (max. 70 °C)! Fein cremig mixen. Bei Bedarf passieren.

### Nützliche Hinweise

- Bei Konsistenzabweichungen passen Sie die Rezepturen durch Andicken oder Zugabe von Flüssigkeiten an, um die gewünschte Textur zu erreichen. Instant-Verdickungsmittel siehe ▸ Kap. 5.6.
- Produktauswahl und vielfältige Anwendungsmöglichkeiten von Trinknahrung siehe ▸ Kap. 5.3, Absatz Trinknahrung.

# V Anhang

# Abkürzungen

| | |
|---|---|
| TL | = Teelöffel |
| EL | = Esslöffel |
| P. | = Päckchen |
| geh. | = gehäufter |
| gestr. | = gestrichener |

# Mengenangaben

| | |
|---|---|
| 1 kleine Tasse | ca. 100 ml |
| 1 große Tasse | ca. 150 ml |
| 1 Becher/Haferl | 200–250 ml |
| 1 Wasserglas | ca. 200 ml |
| 1 Weißweinglas | 150 ml |
| 1 Schnapsglas | 2 cl |
| 1 cl | 10 ml |
| 1 TL | ca. 5 ml bzw. 5 g |
| 1 EL | ca. 15 ml bzw. 15 g |
| 1 EL Butter oder Margarine | 10 g |
| 1 EL Öl | 10 ml |
| 1 EL Schlagsahne (flüssig) | 15 ml |
| 1 geh. EL Schlagsahne (steif) | 20 g |
| 1 EL Sauerrahm, Crème fraîche, Schmand | 15 g |
| 1 EL alkoholisches Getränk (Sherry, Rum etc.) | 15 ml |
| 1 EL Mehl | 10 g |
| 1 TL Mehl | 5 g |
| 1 geh. EL Mehl | 15 g |
| 1 Päckchen Gelatinepulver | 9 g |

| | |
|---|---|
| 1 Päckchen Blattgelatine (6 Blatt) | 10 g |
| 1 EL Traubenzucker | 10 g |
| 1 EL Zucker | 15 g |
| 1 TL Zucker | 5 g |
| 1 EL Honig | 20 g |
| 1 TL Honig | 10 g |

# Zusatzmaterial zum Download

Die Zusatzmaterialien[4] können Sie unter folgendem Link herunterladen:

https://dl.kohlhammer.de/978-3-17-045387-6

4 Wichtiger urheberrechtlicher Hinweis: Alle zusätzlichen Materialien, die im Download-Bereich zur Verfügung gestellt werden, sind urheberrechtlich geschützt. Ihre Verwendung ist nur zum persönlichen und nichtgewerblichen Gebrauch erlaubt. Jede Verwendung außerhalb der engen Grenzen des Urheberrechts ist ohne Zustimmung des Verlags unzulässig und strafbar. Das gilt insbesondere für Vervielfältigungen, Übersetzungen, Mikroverfilmungen und für die Einspeicherung und Verarbeitung in elektronischen Systemen.